県民に信頼される
親切であたたかい病院

Iwate Prefectural Central Hospital

岩手県立中央病院

岩手県立中央病院 編著

バリューメディカル

病院長インタビュー

地域に必要とされる病院をめざして
―救急と地域医療支援は当院のミッション―

岩手県立中央病院長　望月　泉
(もちづき いずみ)

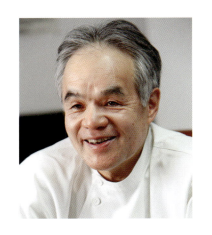

> 岩手県立中央病院は1933（昭和8）年5月、1890（明治23）年開業以来40有余年歴史のある私立病院の委譲を受け、有限責任購買販売利用組合盛岡病院として発足しました。1950（昭和25）年11月、「県下にあまねく医療の均霑（きんてん）を」という高邁な創業の精神のもとに岩手県医療局が発足、岩手県立盛岡病院として県に移管改称され、1960（昭和35）年4月、岩手県立中央病院に改称されました。
>
> 1987（昭和62）年3月、現在地に新築移転、県立病院のセンター病院として高度・先進医療に取り組むと同時に、「断らない救急」を当院のミッションとして掲げ、全診療科参加型の救急医療を行う（全科オンコール）体制をつくり上げてきました。また医師不足が深刻な地域の公的病院へ医師を派遣するとともに臨床研修指定病院として医師の養成や県内医療従事者を対象とした研修・教育にも取り組んできました。
>
> 今回、岩手県立中央病院の本を発刊するに当たり、望月泉病院長に病院の特徴、医療提供体制、今後進めていく方向について伺いました。

――岩手県立中央病院の医療の特徴および地域における役割を教えていただけますか

一言でいえば、救急患者さんの積極的な受け入れで高度急性期医療を推進する中核病院です。当院は、「高度急性期医療を推進する県民に信頼される親切であたたかい病院」を基本理念としています。「急性期医療」とは、重大な病気やけがの進行を食い止め、命を救うために、発症から手術を含む高度な治療が必要な期間に集中して治療を行う医療のことです。そして、病気やけがの回復が見込めるめどを付け、ご自宅や専門医療機関、介護施設などより生活に近い場所へ、患者さんが帰れることを目的にしています。

さらに急性期高機能センター病院として岩手県全域を対象に先進・高度・特殊医療を提供する機能と、臨床研修指定病院として教育・研修機能、それに医療情報機能など全ての県立病院の中核としての役割を担っています。

岩手県には県立の病院が20、地域診療センター（無床診療所）が6施設ありますが、民間や市町村立の病院は極めて少なく、ほとんどの二次保健医療圏で県立病院が中心になって医療を行っています。当院は、20ある県立病院の「センター病院」としての役割を担っており、臨床研修指定病院として多くの研修医の応募があります。東日本大震災によって、被災した三陸沿岸地域の医師不足はますます大変な状況になりました。それらの地域を含め県内公立病院に対しての診療応援、医師派遣も大きな役割の1つです。

また、県民の命を守る「高度急性期病院」として、「24時間365日、救急車の受け入れを断らない」ことが挙げられます。そのため、全診療科がオンコール体制で、毎晩7〜9人と多くの医師が救急当直をしています。年間の救急車受け入れ件数は6400件にのぼり、盛岡保健医療圏救急車出動回数の約半数を当院が引き受けていることになります。

──県全体の地域医療を支える医師派遣と女性医師の働く環境の整備を積極的に推進

　高度な医療を実現するには、人材の確保が欠かせません。当院では、女性医師の積極的な雇用を推進しています。医師国家試験の合格者の30％は女性ですが、結婚・出産を経験して現場を離れる方が多い現状があります。しかし、働く環境を整備すれば、女性医師が医療現場で働き続けることが可能になります。ライフワークに合わせた時短勤務などの制度を積極的に導入し、家庭や育児と仕事を両立しやすい環境をつくり、女性医師が活躍できる職場を創出しています。

　岩手県は広大な県土に、人口が比較的多い地域と全くの過疎地域が混在しており、医師の絶対数が不足している上に沿岸、県北地域を筆頭に偏在が著明です。人口10万人当たりの医師数は全国平均が233.6人（2014〈平成26〉年12月現在）に対し、岩手県は192.0人、さらに沿岸、県北地域は120人程度と全国平均の半数程度の医師しかいないことになり、厳しい医師不足となっています。2014年度の診療応援回数は年間3335回となり、医師不足の県内公的病院に後期研修医（レジデント）、各科専門医を派遣しました。1日平均9人の医師が診療応援のために不在となる計算です。医師の少ない地域の県立・市町村立病院へ医師を派遣し、県全体の地域医療を支え続けています。

──病院完結型医療から地域完結型医療へ

　地域包括ケアの構築、病院完結型医療から地域完結型医療へ転換を進めていく必要があります。高齢者の看取り、在宅医療を視野に入れたシームレスな地域包括ケアの構築です。高齢社会を迎えて、介護保険を利用する患者さんが増える中で、患者さんが退院後に安心して生活に戻るために、その患者さんを担当するケアマネージャーと病院との連携が重要になります。現在、要介護の患者さんが病院に入院するときに、患者情報をケアマネージャーに詳細に伝え、退院後の自宅や施設での療養をスムーズにする仕組みづくりに取り組んでいます。さらに、地域の診療所（かかりつけ医）との連携も非常に大切で、地域医療福祉連携室が、患者さんのスムーズな受診予約を実現しています。また、診療情報の共有によって確実な診察と治療を行うなどの連携の取り組みを、地域医療福祉連携室を中心に行っています。

──今後の取り組みと課題について

　医療の質と経営の質は車の両輪です。経営状況は累積欠損金が1998年にピークとなる大きな欠損金をかかえていましたが、目標を定め全職員が同じ方向を向き、トップダウンとボトムアップの手法で種々の業務改善に取り組み、黒字転換しました。今後の当院の2大テーマは、1つは地域包括連携の構築、病院完結型医療から地域完結型医療への転換です。また、すぐ近くにある岩手医科大学附属病院が矢巾地区に移転することが2019年5月に予定されています。盛岡保健医療圏としての入院体制、通年使用できるヘリポートの整備などを含めた救急医療体制の整備が急がれます。

　当院のミッションは医の倫理を踏まえ、高度急性期医療の推進と県民に信頼される親切であたたかい病院をめざすことです。高度医療、救急医療、地域医療支援、研修医教育、健全経営が5本柱です。職員一丸となりこの理念を達成できるよう努力する所存です。今後も医療の質と経営の質のDouble Winnerを実現して、地域住民が必要とし、県民にとってなくてはならない岩手県立中央病院であり続けたいと願っています。

2016年5月

県民に信頼される親切であたたかい病院　岩手県立中央病院

病院長インタビュー

地域に必要とされる病院をめざして　―救急と地域医療支援は当院のミッション―
岩手県立中央病院長　望月 泉 ……… 2

特集●より良質な医療を県民に提供するために

① よりよい地域医療のために　地域医療支援部
――年間 3335 回の診療支援、1日平均 9 人の医師が応援のため不在になる
院長　望月 泉 ……… 10

② 患者さんの命を守る　救急医療部
――24 時間地域を照らす灯台、岩手県立中央病院の救急センター
統括副院長兼診療部長兼診療支援部医師事務支援室長　野崎 英二 ……… 12

③ 医療の質の向上のために　医療研修部
――長い歴史に基づいて、全職員が協力して行う医療人の連携教育
医療研修部長　高橋 弘明 ……… 14

診療科紹介／チーム医療を推進し、安心・安全な医療へ

脳も心臓も血管内治療が命を守る
救急医療部　医療研修科長兼脳神経外科医長　木村 尚人／災害医療部次長兼循環器内科医長　高橋 徹 ……… 18

生命を救え!! 年間300超の緊急内視鏡治療
救急医療部　医療研修部次長兼内視鏡科長　赤坂 威一郎 ……… 20

重症な腹部緊急疾患を治療
救急医療部　消化器外科医長　手島 仁 ……… 21

食道がんの内視鏡診断・治療
がんの診断と治療　内視鏡科医長　小坂 崇／副院長兼医療安全管理部長兼消化器外科長　宮田 剛 ……… 22

早期胃がんの内視鏡治療と東北有数の胃がん手術
がんの診断と治療　消化器内科医長　伏谷 淳／感染管理部次長兼消化器外科医長　村上 和重 ……… 24

大腸がんの内視鏡治療、手術と化学療法
がんの診断と治療　業務企画部長兼消化器センター長兼消化器内科長　池端 敦／消化器外科医長　井上 宰 ……… 26

肝臓がん治療の実際　――RFA、TAE、手術
がんの診断と治療　消化器内科医長　城戸 治
中央手術部次長兼医療研修部次長兼副消化器センター長兼外科長　臼田 昌広 ……… 28

胆嚢がん・胆管がんのステント治療と手術
がんの診断と治療　消化器内科医長　渡邊 崇
前消化器外科医長　中西 渉
中央手術部次長兼医療研修部次長兼副消化器センター長兼外科長　臼田 昌広 ……… 30

膵臓がんの検査と手術
がんの診断と治療　医療研修部次長兼内視鏡科長　赤坂 威一郎
中央手術部次長兼医療研修部次長兼副消化器センター長兼外科長　臼田 昌広 ……………… 32

全員で考え、全員で討議する診断と治療方針
消化器センター　業務企画部長兼消化器センター長兼消化器内科長　池端 敦 ……………… 34

大腸がん腸管へ対応するステント治療
消化器内科・内視鏡科　内視鏡科医長　天野 良彦 ……………… 35

炎症性腸疾患の最新治療
消化器内科　業務企画部長兼消化器センター長兼消化器内科長　池端 敦 ……………… 36

C型肝炎の最新治療
消化器内科　消化器内科医長　城戸 治 ……………… 37

東北、北海道で有数の肺がん手術件数を誇る
呼吸器外科　呼吸器センター長兼呼吸器外科長　大浦 裕之 ……………… 38

肺がん内科治療は個別化治療が中心
呼吸器内科　診療部次長　守 義明 ……………… 40

増加する非結核性抗酸菌症とは?
呼吸器内科　副呼吸器センター長兼呼吸器内科長　宇部 健治 ……………… 42

乳がん・甲状腺がんの診断から治療まで
乳腺・内分泌外科　乳腺・内分泌外科医長　渡辺 道雄／乳腺・内分泌外科医長　宇佐美 伸 ……………… 44

最新のがん薬物療法を高水準で行う
がん化学療法科　がん化学療法科長　加藤 誠之 ……………… 46

切らずに治す ──がんの放射線治療における最新技術
放射線治療科　診療部次長兼診療部放射線治療科長　松岡 祥介 ……………… 48

がんの痛みで悩ませない
緩和ケアチーム　感染管理部次長兼消化器外科医長　村上 和重 ……………… 50

がん診療を陰で支える ──病理診断
病理診断科　副院長兼病理診断センター長　佐熊 勉 ……………… 52

白血病、悪性リンパ腫、多発性骨髄腫などの治療
血液内科　医療情報管理部長兼医療情報管理室長　宮入 泰郎 ……………… 54

生活習慣病を予防して、健康寿命を延ばす
生活習慣病　参与兼沼宮内地域診療センター長　川村 実 ……………… 55

ダイエットのコツ
生活習慣病　健康管理科長兼総合診療科医長　大和田 雅彦 ……………… 56

減塩のコツ ——身近なことから見直そう
生活習慣病　総合診療科医長　**橋本 朋子** ……… 58

運動習慣を身につけるコツ
生活習慣病　主任理学療法士　**藤井 光輝** ……… 60

栄養バランスの取れた食事のコツ
生活習慣病　管理栄養士　**秋本 佳代子** ……… 61

禁煙のコツ
生活習慣病　副呼吸器センター長兼呼吸器内科長　**宇部 健治** ……… 62

アルコールと上手に付き合うコツ
生活習慣病　消化器内科医長　**渡邊 崇** ……… 63

切らずに治す脳血管内治療
脳神経外科　医療研修科長兼脳神経外科医長　**木村 尚人** ……… 64

頭の治療に内視鏡 ——臨床応用の広がりに期待
脳神経外科　副脳神経センター長兼脳神経外科医長　**原 一志** ……… 65

脳梗塞の特効薬 t‐PA治療
神経内科　神経内科医長　**土井尻 遼介** ……… 66

北東北の心不全拠点病院をめざす
循環器内科　救急医療部次長兼循環器センター長兼循環器内科長　**中村 明浩** ……… 68

足は第2の心臓。足の壊疽は足の心筋梗塞
循環器内科　救急医療部次長兼循環器センター長兼循環器内科長　**中村 明浩** ……… 70

命を奪う急性心筋梗塞、命を救う心臓カテーテル治療
循環器内科　前循環器内科医長　**中嶋 壮太** ……… 71

かぜ症状で始まる劇症型心筋炎にご注意を!
心臓血管外科　医療安全管理部次長兼副循環器センター長兼心臓血管外科長　**小田 克彦** ……… 72

胸部・腹部大動脈疾患に対するステントグラフトを根幹に据えた治療戦略
心臓血管外科　医療安全管理部次長兼副循環器センター長兼心臓血管外科長　**小田 克彦** ……… 74

冠動脈バイパス手術は治療困難な患者さんを救う最後の砦
心臓血管外科　医療安全管理部次長兼副循環器センター長兼心臓血管外科長　**小田 克彦** ……… 76

忍び寄る腎臓病との闘い ——若手医師の育成が不可欠
腎臓・リウマチ科　副院長兼地域医療支援部長兼腎臓・リウマチ科長　**相馬 淳** ……… 78

尿路結石症の最先端治療
泌尿器科　腎センター長　**千葉 裕** ……… 80

目次

広い小児科の守備範囲 発達障害外来を紹介します
小児科　救急医療部次長兼副小児・周産期センター長兼小児科長　三上 仁／小児科医長　西野 美奈子 …………82

産婦人科全般に対して高度な知識と技術で診療
産婦人科　参与　鈴木 博 …………84

「えっ、本当にお臍から手術するんですか?」
小児外科　医療安全管理部次長兼小児外科長　島岡 理 …………86

年間5000件超の手術を支えるエキスパート集団、中央手術部とは?
中央手術部　中央手術部長兼麻酔科長　下田 栄彦 …………88

年間1000人の入室。重症病棟での治療とは?
ICU科　ICU科医長　梨木 洋 …………90

あなたの骨は大丈夫!? 国内1300万人の骨粗しょう症
整形外科　救急医療部次長兼整形外科長　松谷 重恒 …………92

目の負担が少ない極小切開手術を知っていますか?
眼科　眼科長　吉田 憲史／眼科医長　佐々木 克哉 …………94

鼻副鼻腔手術は、内視鏡で患者さんの負担は軽く
耳鼻いんこう科　中央手術部次長兼耳鼻いんこう科長　遠藤 芳彦 …………96

まるわかり! 糖尿病と皮膚の深イイ関係
皮膚科　皮膚科長　森 康記 …………98

その痛み、軽くなるかもしれません
ペインクリニック科　前ペインクリニック科長　佐藤 朗／ペインクリニック科長　野口 浩輝 …………100

親知らずの話
歯科口腔外科　参与　横田 光正 …………102

岩手県立中央病院看護部の襷をつなぐ　──看護理念の伝心伝承
看護部　看護部長　松浦 眞喜子 …………104

看護専門外来　──通院や在宅医療を支え、日常生活の質向上をめざして
看護部　看護部次長兼看護師長　菊池 由美 …………106

専門・認定看護師による地域密着した活動を展開
看護部　前看護部次長兼看護師長　及川 一枝 …………108

あなたの検査結果、不明な点は私たちが説明します
臨床検査技術科　副臨床検査技師長　安藤 早苗 …………110

情報化が拓く未来の医療
放射線診断科　前副院長　佐々木 康夫 …………111

さまざまな放射線診断と体にやさしい放射線治療
放射線技術科　副診療放射線技師長　齊藤 美久 …………………………………… 112

当院の急性期リハビリテーション事情
リハビリテーション技術科　副リハビリテーション技師長　田中 結貴 …………………………………… 113

がん専門・認定薬剤師が答えます!「最新の」がん薬物療法Q&A
薬剤部　主査薬剤師　岡田 浩司／主査薬剤師　大村 雅之 …………………………………… 114

栄養管理科の役割 ——食事提供から栄養管理まで
栄養管理科　管理栄養士　曾我 美沙希 …………………………………… 116

いのちのエンジニア、臨床工学技士
臨床工学技術科　主査臨床工学技士　塩原 伸明 …………………………………… 117

地震への備えと、新型インフルエンザから身を守るため
災害医療部、感染管理部　災害医療部長兼感染管理部長兼ICU科長　宮手 美治 …………………………………… 118

安全な医療の砦
医療安全管理部　副院長兼医療安全管理部長兼消化器外科長　宮田 剛 …………………………………… 121

記録を情報に変え活用する! 診療情報管理士とは?
医療情報管理室　前医療情報管理室主任　名郷根 幸枝 …………………………………… 122

継続した効率のよい医療を提供するために
地域医療福祉連携室　地域医療福祉連携室主事　佐々木 幸恵 …………………………………… 123

病院ボランティア「ひまわり」の多様な活動
ボランティア　ボランティア・ひまわり　竹花 昭子 …………………………………… 124

病院案内

3.11 東日本大震災における岩手県立中央病院の記録 …………………………………… 125
病院概要 …………………………………… 130
沿革 …………………………………… 132
病院組織図 …………………………………… 133
主な認定施設等 …………………………………… 134
外来診療の流れ …………………………………… 135
セカンドオピニオン外来・退院調整のご案内 …………………………………… 136
地域医療福祉連携室のご案内 …………………………………… 137
病院案内・アクセス …………………………………… 139
施設案内図 …………………………………… 140

索引 …………………………………… 141

＊所属名、役職は2016年4月1日現在のものです。

特集

より良質な医療を
県民に
提供するために

特集1 よりよい地域医療のために
――年間3335回の診療支援、1日平均9人の医師が応援のため不在になる

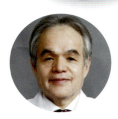

院長
望月 泉(もちづき いずみ)

沿岸、県北地域は厳しい医師不足

医療費抑制政策と長年続いた医学部入学定員数の削減が、医師不足、医師の偏在、地域医療崩壊をもたらしました。医師の偏在には診療科偏在、地域偏在、開業医と勤務医などがあります。広い面積からなる岩手県は、人口が比較的多い地域と全くの過疎地域が混在しており、医師の絶対数が不足している上に沿岸、県北地域を筆頭に偏在が顕著です。

人口10万人当たりの医師数は全国平均が233.6人（2014〈平成26〉年12月現在）に対し、岩手県は192.0人、さらに沿岸、県北地域は120人程度と全国平均の約半数の医師しかいないことになり、厳しい医師不足となっています。

当院のミッション地域医療支援

当院のミッションである地域医療支援は、2014年度は1日平均9人の医師が土日や当直を含め医師不足の地域病院に支援に行く計算になりました。当院は1987（昭和62）年、地域医療支援部の前身となる「地域医療部」を設置、病院の基本理念、行動指針に地域医療支援の必要性を記載、県内の公的病院・診療所からの診療支援要請に対応して医師を派遣しています。

要請を受けたら、まず地域医療支援部で支援内容について検討し、依頼された専門診療科の意見を聞いて調整し、最終的には医局会で説明して院長の承認を受けて診療支援を開始するという手続きをとっています。ただでさえ忙しい医師に診療支援に行ってもらうのは非常に難しいものの、病院のミッションとして掲げ、当院が担う重要な役割の1つと認識して支援を行っています。大学医局医師が行っているいわゆるアルバイトとは全く性格が異なり、手当は基本的にはわずかです。

地域医療研修や診療応援回数の充実

また初期臨床研修における地域医療研修の充実は必須と考えており、2年次研修医には2か月総合診療医として地域病院に勤務し、地域の医療の現状の把握と対策を学び、地域医療に対するマインドの醸成を培っています。後期研修医（以下レジデント）は2004年度から正規医師として採用、雇用の条件に年3か月間の地域医療支援を行うことを明確に書き込んでいます。実際は1か月間の地域病院勤務（兼務発令）、平日のプライマリーケア診療応援、土日・休日当直応援で、残りの2か月間の義務を果たす形になります。

専門医（指導医）の地域医療支援に対する役割、指導を明確化するとともに、地域医療支援の重要性については、新たに当院に赴任してきた専門家の医師には最初の段階でオリエンテーションを行い、地域医療支援に対する意識を醸成しています。2014年度の診療

特集●より良質な医療を県民に提供するために──地域医療支援部

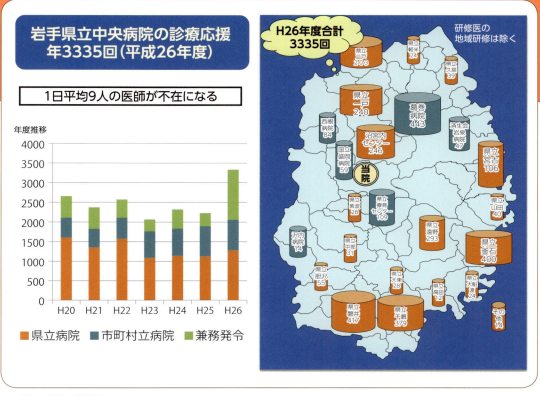

図　当院の診療応援回数

応援回数は年間3335回となり、医師不足の県内公的病院にレジデント、各科専門医を派遣しました。1日平均9人の医師が診療応援のために不在となっています（図）。

また、へき地医療拠点病院として、へき地にある診療所にも定期的に直接医師を派遣しており、被災して機能を失った小本診療所が2016年1月13日に新診療所を開設した際には、開所式初日に院長が診療応援に赴きました（写真）。

この医師不足を解消するために、国は医学部の定員を約1500人増やし、2025年までには医師の受給バランスは満たされる予定ですが、医師の地域偏在はいくら医師数が増加してもなかなか解決できません。自治医科大学、地域枠で入学した医学生頼みの現状です。医師の計画配置（一定の期間地域勤務を義務とする）あるいは新専門医制度の発足と同時に各地域における専門医数を真剣に議論し、偏在を解消する必要はあるかと思います。現状では基幹病院からの医師派遣体制は必須であり、当院はその支援体制の充実にさらに努力していきたいと考えています。

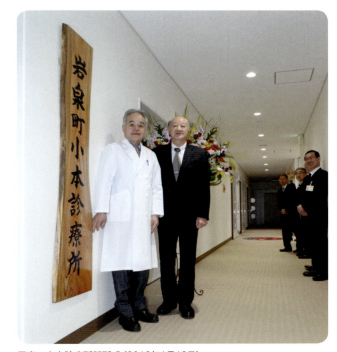

写真　小本診療所開所式（2016年1月13日）

特集2 患者さんの命を守る
―― 24時間地域を照らす灯台、岩手県立中央病院の救急センター

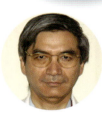

統括副院長兼
診療部長兼
診療支援部医師事務支援室長
野崎 英二（のざき えいじ）

6400台の救急車、ドクタージェネラル（総合診療医）が活躍する救急センター

年間救急車受け入れ6400台。救急車を断らないという基本方針のもと、最近15年間で盛岡保健医療圏の約50％の救急車を引き受けるようになりました（コラム参照）。1日17～18台、おおよそ日中に9台、夜間に8台の救急車を中央病院が引き受けていることになり、救急車が列をなすこともあります（写真1）。

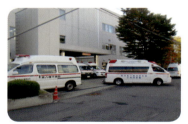

写真1　当院救急センターの救急車入口付近で待機する救急車

活躍するドクタージェネラル

日中救急センターで活躍するのがドクタージェネラルです（写真2）。幅広い知識と経験を持ったドクタージェネラルが若手医師たちと一緒に、患者さんの生活歴や詳しい病歴や身体所見から病状の把握、治療に全力を尽くします。

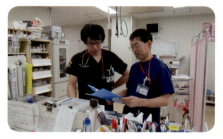

写真2　若手医師を指導するドクタージェネラル

救急認定看護師も活躍

救急車を呼ぶほどではないと判断し、自分で直接当院救急センターを受診する方の中に、重症患者さんが多く混じっているのも当院救急センターの特徴です。看護師は待合室の患者さんたちの中から重症者を選び出し優先診療を行うトリアージを取り入れています（写真3）。

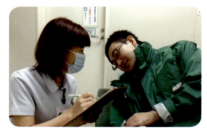

写真3　重症患者さんを選び出している救急認定看護師

待ち構える専門医集団

専門医集団も待ち構えています。24時間体制を取る脳神経センター・循環器センター、そのほかの専門医も365日、1日の休みもなくオンコール体制を取り入れています。年間3200例以上の外傷患者さん、地域の約50％以上の脳卒中患者さんが搬入されてきます。最重症といえる心肺停止の患者さんは年間130人（P19の「医療コラム」参照）、900人以上の心臓病の入院患者さん、うち急性心筋梗塞の患者さんは140人搬入されています。各診療科の専門医も救急医療を支えています（写真4）。

特集●より良質な医療を県民に提供するために──救急医療部

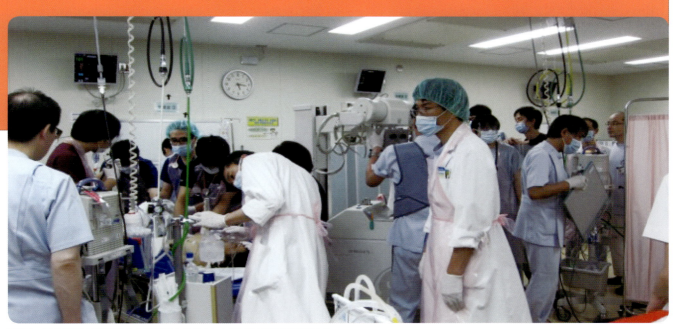

写真4　重症多発外傷患者さんの診療のため集合したICUや外科系専門医たち

みんなの力で守る

救急医療はまさにチーム医療（写真5）。経験年数や男性・女性関係なく、医師も看護師も技師も薬剤師も事務職員も、そして救急隊も一丸となって患者さんの命を守ります。

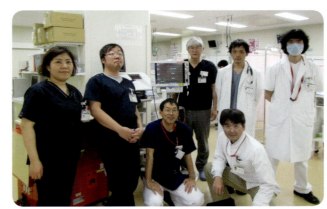

写真5　救急診療の核。ドクタージェネラル（総合診療科の医師たち）

医療コラム

盛岡保健医療圏の約50%の救急車を引き受ける

高齢化に伴い盛岡保健医療圏でも救急車による搬送は徐々に増加しています。それを引き受けているのが、当院の救急センターです。2000年は地域の23％、2014年には51％の救急車を受け入れています（岩手県高度救命救急センターの救急車を除く）。

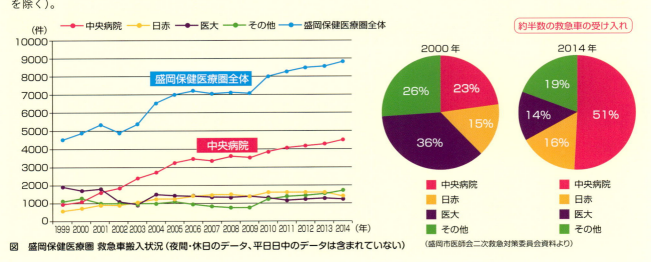

図　盛岡保健医療圏 救急車搬入状況（夜間・休日のデータ、平日日中のデータは含まれていない）
（盛岡市医師会二次救急対策委員会資料より）

13

特集3 医療の質の向上のために
——長い歴史に基づいて、全職員が協力して行う医療人の連携教育

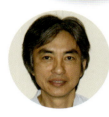

医療研修部長
高橋 弘明（たかはし ひろあき）

医療研修部とは？

　全ての著名な医師は子どものときから名医ではなく、大学の医学部を卒業した時点でも名医になってはいません。多くの修練、研修を繰り返し、その結果として名医・良医が育成されます。看護師や薬剤師、そのほかの職種も大学を卒業したばかりでは、熟練した医療人ではありません。医療安全に留意しながら研修・修練を繰り返し、患者さん・家族・未病のあらゆる人々のために尽くせる実力を持つ医療人を育成することを目標としているのが医療研修部です。

　医学は日々進歩しています。医師を含めた若手の病院職員だけでなく、経験を積んだ職員も日々、研さんを積む必要があります。これを支援するため、そして病院の医療の質の担保や向上のためにも医療研修部は活動しています。

　カナダ、米国、英国で活躍した医師、ウィリアム・オスラー（1849〜1919年）は、「医学は科学（サイエンス）に基礎をおく技（アート）である」と言ったそうです。私たちも科学としての最先端の医療を提供できるように努めるとともに、人の心に寄り添った医療の技を患者さん・家族とともに築いていけるように日々、努力しています。

より良い医師の育成——臨床研修

　2004（平成16）年から、将来のどのような専門医でも必要な基本的診療能力を身につけ、人格を育成するために臨床研修制度が法律で義務化されました。このため医学部を卒業し、医師免許を取得した全ての医師は、診療能力を向上するために臨床研修を行っています。当院では古くから希望者を受け入れ、臨床研修を行ってきました。私たちは臨床研修制度が制定される17年前の1987（昭和62）年には、現在の制度とほぼ同様に、多くの診療科や小規模病院・へき地病院での地域医療研修を行う臨床研修を実施してきました。

　そして、その歴史に満足することなく、全国の先進的取り組みや研修手法をどんどん取り入れ、向上しています。今までに私たちの病院の臨床研修を修了した医師は350人を超え、全国の病院・大学はもちろんのこと、米国にも留学し、活躍しています。

　岩手県は全国でも最も医師が不足している地域の1つです。その岩手県にある当院で研修したい新人医師が全国から集まっているのです。その理由は長年にわたって研修を行ってきた実績、多くの病気に対する新しい医療技術を取り入れ、教育に熱意を持っている指導者がいること、そして県民の皆さんの支援があるためだと信じています。

　今後も岩手県の医療、日本の医療を支えていく人材育成にご協力をお願いします。

特集●より良質な医療を県民に提供するために――医療研修部

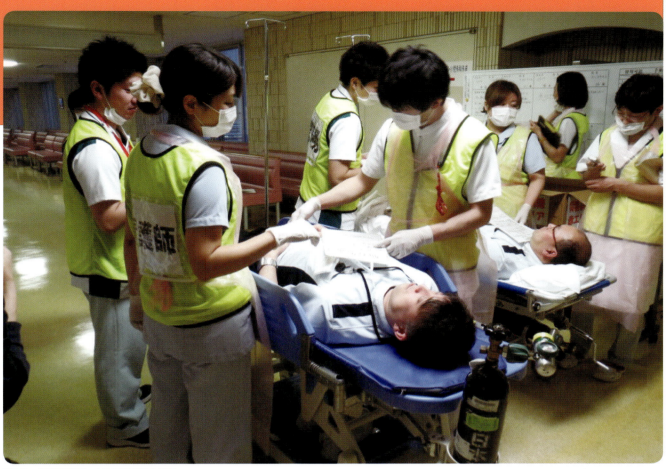

写真1　多職種職員による災害訓練の様子

岩手県のより良い医療のために チーム医療の推進

　現在の医療は多くの職種の協働によって成り立っています。当院は医師、看護師だけではなく、薬剤師、診療放射線技師、臨床検査技師、リハビリテーションスタッフ、臨床工学技士、地域連携室・医療相談室、栄養管理科の職員、ボランティアひまわり、事務職員など職種を挙げられないほど多くの職員が連携し、「高度急性期医療を推進する県民に信頼される親切であたたかい病院」を基本理念として、チーム医療を実践しています（写真1、2）。私たち病院職員だけではなく、患者さんや家族も医療チームの一員となって、病気を知り、一緒に協力して病気に対応することが必要です。

　当院は、外部施設での定期的講演会・勉強会や院内で患者さん・家族・医療者が同一平面で語り合うメディカル・カフェも開催しています。皆さんもぜひ、医療チームの一員となって、病気を予防し、克服していきましょう。

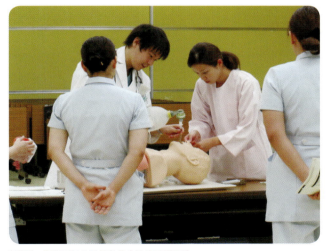

写真2　研修医による救急救命治療の講習会

医療コラム

コーチングって何？

　コーチが必要なのはスポーツだけではありません。積極的に語ることを聴き、行動を引き出すために尋ね、コーチ役が気付いたことを伝えるコーチングは学習者の成長・発展に有用なコミュニケーション法です。コーチングの繰り返しは医療者の育成にも活用でき、私たちは医学だけでなく、コーチングの勉強もしています。

診療科
紹介

チーム医療を
推進し、
安心・安全な
医療へ

診療科紹介／チーム医療を推進し、安心・安全な医療へ

脳も心臓も血管内治療が命を守る

救急医療部

医療研修科長兼
脳神経外科医長
木村 尚人(きむら なおと)

災害医療部次長兼
循環器内科医長
高橋 徹(たかはし とおる)

県内唯一の脳血管内治療チーム

　脳神経外科の手術の中で頭を切らずに治すカテーテル治療が近年ではめざましく発展してきています。ここでは、その中でも一番緊急の要素が強い脳梗塞(のうこうそく)について述べたいと思います。

　「時は脳なり」。こう表現をしても良いくらい脳の血管が詰まってしまう脳梗塞とうい病気は、治療を行うまでの時間が重要です。突然手足の動きが悪くなる、しゃべりづらい、顔が非対称になるなどの症状に代表される症状が出た場合は、一刻も早く救急車を呼ぶことが大切です。4時間半以内であれば「アルテプラーゼ」という点滴で積極的に血をさらさらにする薬を使えます。

　しかし、脳に栄養を送る太い血管が詰まってしまっている場合はそれだけでは症状は改善しません。救急受診し、太い血管が詰まったと診断され上記の点滴治療を受けたとしても、自分の力で歩けるようになる患者さんは30%前後でしかありません。

　2015（平成27）年にオランダから、脳梗塞になったばかりの患者さんに対して、血管の中からカテーテルという管を詰まった血管まで持って行き、金属の筒「ステント」で太い血管に詰まった血の塊「血栓」を積極的に回収するいわゆる、脳血管内治療による血栓回収療法を行った場合（写真1）、アルテプラーゼを投与しただけの患者さんよりも有意に3か月後に歩ける患者さんが増えたという論文が発表されました。その後、似たような研究論文が4つ続けて出ましたが、いずれの論文でもカテーテルから血栓を積極的に回収した方が、血管の再開通する率、3か月後自力で歩ける予後良好群が50〜70%と多くなるという結論となりました。これらの報告を受けて、太い血管が詰まった場合は一刻でも早く血栓を取り除くカテーテル治療を積極的に行うべき治療に位置づけられました。

　当院は県内で唯一、脳血管内治療チームにより脳に詰まった血の塊「血栓」の回収を24時間、365日対応できる施設です。しかし、ここで大切なことは、この治療を受けられるのは、脳の細胞が死滅する前に治療可能な発症から8時間以内に治療を終えられる患者さんだけなのです。

　「脳梗塞かな？」と思ったら、躊躇せず救急車を呼んで当院へお越しください。

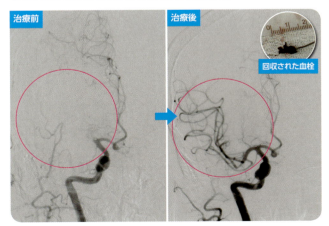
写真1　血栓回収

心臓発作の緊急救命治療

　「心臓発作です！」と言われたらどう思いますか？
　「もしかして、生命の危機？」と感じるのではないでしょうか。
　心臓発作と呼ばれる病気には急性心筋梗塞(しんきんこうそく)、大動脈(だいどうみゃく)

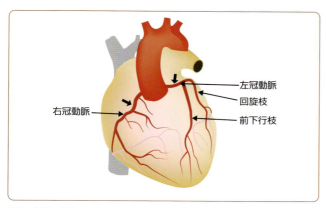

図1　心臓に栄養を送る冠動脈

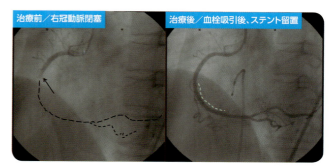

写真2　経皮的冠動脈形成術／血管撮影

解離・大動脈瘤破裂、肺塞栓症、不整脈があります。

ここでは、急性心筋梗塞の治療について述べます。心臓表面にある心臓の栄養血管を冠動脈と言います（図1）。動脈硬化や血管のけいれんによる冠動脈閉塞により、冠動脈が栄養を送る部位の心臓が壊死を起こすことを急性心筋梗塞と言います。

前胸部の痛みが典型的な症状ですが、のど・顎・肩の痛み、腹痛として現れることもあります（図2）。

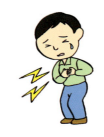

図2　急性心筋梗塞の症状

似たような症状を起こす大動脈解離・大動脈瘤破裂、肺塞栓症がありますが治療法が全く異なります。このため心電図、心臓超音波検査、血液検査などで診断します。

急性心筋梗塞と診断された場合は、直ちに治療しなければなりません。急性心筋梗塞の治療は心臓カテーテル法による経皮的冠動脈形成術（血管内をバルーンで広げるので、風船治療ともいわれます）です。

手首や足の付け根から血管にカテーテルという細い管を入れ、心臓まで進め、血管撮影により閉塞した部位を同定します。そしてバルーンやステントといわれる金属製人工血管で拡張します（写真2、図3）。当院では2014年に423件の経皮的冠動脈形成術を行いました。そのうち126件が急性心筋梗塞の緊急治療でした。30年前からこの治療が普及し、入院日数は2か月から10日前後まで短縮、死亡率は30％から5％にまで改善しました。

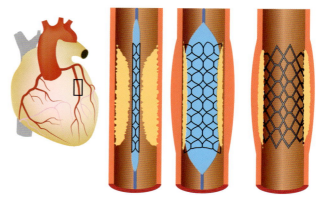

図3　経皮的冠動脈形成術

この治療体制を維持するために12人の循環器内科医（うちレジデント4人）が365日、24時間体制で当直しています。

急性心筋梗塞の治療は経皮的冠動脈形成術が全てではありません。入院後、心不全などの合併症に注意しつつ、薬物治療と心臓リハビリテーションを行い、退院・社会復帰をめざします。また、退院後も薬物治療に食事、運動など生活習慣の改善を組み合わせ再発作予防（2次予防と言います）が必要です。

心筋梗塞を起こしていない皆さんも、禁煙をはじめ、食事、運動など生活習慣に配慮し、生活習慣病の予防（1次予防）に努めることが大切です。

医療コラム

家族が倒れたとき──命をつなぐ心肺蘇生法

家族が突然倒れたら、まず119番通報しましょう。そして心臓マッサージを開始しましょう。救急隊が到着するまで平均6分、心停止後、脳障害が出現し始めるのが約4分といわれています。開始が遅れるほど蘇生率も低下します。病院に到着する前に心臓マッサージを開始することが、いかに有用か、もっと知られても良いと思います。

診療科紹介／チーム医療を推進し、安心・安全な医療へ

生命を救え！！
年間300超の緊急内視鏡治療

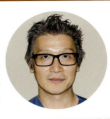

医療研修部次長兼
内視鏡科長
赤坂 威一郎（あかさか いいちろう）

救急医療部

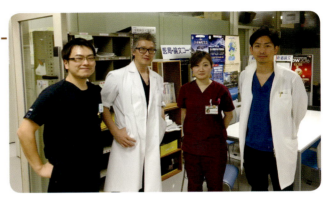

写真　内視鏡スタッフ

ある日のERルーム

「ゴボッ。大量の血液が患者さんの口からあふれ出ている。血圧低下を知らせるアラームもひっきりなしに鳴っている。点滴は全開、昇圧剤も使用しなんとか最低の血圧を確保し続けている。なんとかしなければこのままでは……緊迫した空気が現場に流れる。『あった。ここだ』内視鏡を持つ医者が叫んだ。『出血性胃潰瘍（かいよう）だ。止血鉗子（しけっかんし）で止血するぞ』その声に熟練された看護スタッフは迅速に行動し処置具を用意する。そして消化器のエキスパートである医師によって止血が行われ、患者さんは一命を取り留めた……」

私たち消化器内視鏡医は、当院ERルームの内視鏡ブースで、日々このような治療を行っています。

当院の消化器救急の現状

当院救急には年間約2万人の患者さんが受診します。そのうち約15％が消化器疾患の患者さんです。そのうち緊急内視鏡検査・治療が必要だった患者さんは2013（平成25）年には323人でした。緊急内視鏡とは、放置すると全身状態が悪化し重篤になる上部・下部消化管、胆道・膵臓（すいぞう）の急性症状に対して、原因の診断、治療のために最優先に行われる内視鏡検査・治療です。この年には上部緊急内視鏡が200例行われ、うち緊急止血処置は125例でした。最多は出血性胃十二指腸潰瘍で96例、1例高齢で栄養不良だった患者さんは内視鏡で止血できませんでした。ほかの95例は止血に成功しました（98.9％）。

肝硬変に合併した食道胃静脈瘤（しょくどういじょうみゃくりゅう）の緊急内視鏡は38例に行い、13例で緊急止血が必要でした。食道静脈瘤の1例が止血困難で止血バルーン（SB tube）挿入となりましたが、ほかの12例は止血に成功しています（92.3％）。

下部緊急内視鏡は123例行っています。下部消化管出血をきたす疾患では大腸憩室出血（40例）、虚血性腸炎（30例）が多く、全国的にも同じ傾向といえます。下部消化管出血は生命の危険となり得る大量の出血をきたすことは多くはありませんが、大腸憩室出血や出血性直腸潰瘍（6例）は、時にショックを呈し重篤になる疾患です。

緊急胆膵（たんすい）内視鏡は119例行いました。最多は総胆管結石性胆管炎の75例。この疾患で敗血症やショックを呈する場合は、内視鏡治療が成功しないと死亡することもある大変な疾患です。当科は全例緊急治療が成功しています。また、膵臓がんや胆管がんでは胆管閉塞により黄疸（おうだん）や発熱、腹痛を起こすことがあります（19例）。その場合は内視鏡下にステントというチューブの挿入を行うことで症状の改善を得ることができます。当科は胆膵内視鏡と同様全例成功しています。

当院の消化器内視鏡医は引き続き、岩手県の消化器救急患者さんの救命、治療に全力を尽くしていきます。

診療科紹介／チーム医療を推進し、安心・安全な医療へ

重症な腹部緊急疾患を治療

救急医療部

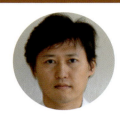

消化器外科医長
手島 仁

年間320例以上の腹部緊急手術

　消化器外科は365日24時間、あらゆる腹部緊急疾患に対応が可能な体制を取っており、2014（平成26）年は320例の腹部緊急手術を行いました。腹部で緊急手術が必要な病気は数多くありますが、次のようなものが挙げられます。臓器が炎症を起こしたり（急性虫垂炎、急性胆嚢炎）、穴が開いたり（胃潰瘍穿孔、十二指腸穿孔、直腸穿孔、大腸憩室穿孔）、出血したり（胃・十二指腸潰瘍出血、大腸憩室出血）、腸が詰まったり（腸閉塞）、十分な血が流れなくなって腐ってしまったり（上腸間膜動脈血栓症、絞扼性腸閉塞）、外傷などで内臓が傷ついたり（肝臓や脾臓などの実質臓器損傷、腸管の断裂など）すると、緊急手術が必要になります。手術件数の多かった順に解説します（図）。

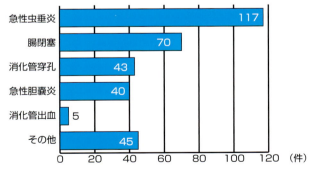

図　腹部緊急手術件数（2014年）

　「もうちょう」と呼ばれている急性虫垂炎が117例と緊急手術で最も多く行いました。虫垂炎は若い人と高齢者に、季節では夏季に多い傾向があります。
　次に多いのが腸閉塞（イレウス）で70例の緊急手術を行いました。腸閉塞そのものは比較的多い病気ですが、なかでも腸がねじれてしまう絞扼性腸閉塞や、「だっちょう」と呼ばれるヘルニア嵌頓（14例）などが緊急手術の対象となります。
　消化管穿孔は43例で、その原因として潰瘍、憩室、がんなどがあります。腸に穴が開くと腹膜炎となり重篤化するため致死率の高い病気です。
　急性胆嚢炎は40例。胆石がある人に起こりやすい病気で、腹腔鏡下胆嚢摘出術を行います。
　吐血・下血に代表される消化管出血は5例と、意外と手術による治療を行うことが少ない病気です。それは胃カメラや大腸カメラなどの内視鏡治療が発達したこと、胃薬の効きめが良くなったことなど内科的治療の進歩のおかげです。

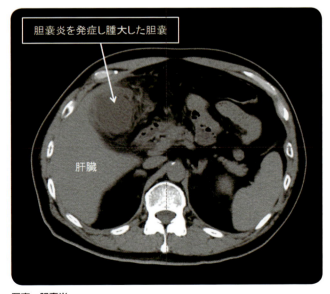

写真　胆嚢炎

診療科紹介／チーム医療を推進し、安心・安全な医療へ

食道がんの内視鏡診断・治療

がんの診断と治療

内視鏡科医長
小坂 崇（こさか たかし）

副院長兼
医療安全管理部長兼
消化器外科長
宮田 剛（みやた ごう）

食道がんについて

食道がんは50歳代以上の男性に多く、リスクファクターとして喫煙、毎日お酒を飲む・飲むと赤くなるなどが挙げられています。早期食道がんは、症状がほとんどありませんが、食道の「しみる感じ」を自覚することがあります。しかし、進行してくると、食べ物がつかえる、胸痛、体重減少、咳、声がかすれるなどの症状が現れます。

従って、早期発見するためには、症状がない場合でもリスクファクターに該当する人は、積極的に内視鏡検査を受けることが大切です。

食道がんの内視鏡診断

食道がんは、検診バリウムX線検査での早期発見は難しく、内視鏡でも見逃されやすいがんです。腫瘍の存在診断には、従来からヨード染色（染色液を食道に散布して、染色の濃淡でがんを見つける検査法）が一般的に行われてきましたが、最近では、表層の毛細血管や微細な構造も映し出し数ミリ単位の超早期がんも発見できる「狭帯域フィルター（NBI）内視鏡」という新しい内視鏡画像技術を用いることで、診断の精度が向上し早期食道がんの発見・診断に大きく貢献しています。

食道がんの内視鏡治療──内視鏡的粘膜切除術（EMR）／内視鏡的粘膜下層剥離術（ESD）

がんが粘膜表面（粘膜固有層）に留まるものは転移の可能性がまれであるため、口から挿入した内視鏡の先端から電気メスを出し腫瘍を切って剥ぎ取る内視鏡治療による根治が期待されています。切除後は潰瘍ができるため数日間の絶食・点滴と、約1週間の入院が必要ですが、退院後は1週間もすれば以前と同様の生活を送ることができます。食道は内腔が狭く壁も薄いため、細かで高度な技術が求められます。よって、食道の壁に穴が開く穿孔や出血が起こることがありますが、危険性は1％程度とされています。当院でも内視鏡治療をいち早く取り入れ良好な治療成績を収めています。

進行食道がんの治療（手術と放射線化学療法）

食道はお腹の中にある胃や大腸と違って、周りを肺や気管、心臓、大動脈などの重要臓器に囲まれ（写真1）、難易度の高い手術になりますが、当院では食道を専門とした外科医による適切な手術や最新の外部照射装置による放射線化学療法を行うことができます。

手術では、がんの部分だけではなく周囲のリンパ節も含めて広く食道を切除するのが標準的で、切除後の再建には胃を用いるため、食道とリンパ節を切除する胸部操作、胃を持ち上げる準備のための腹部操作、また残った頸部食道と胃をつなげるための頸部操作と、3か所にメスが入る大手術となり、これまでは体に対

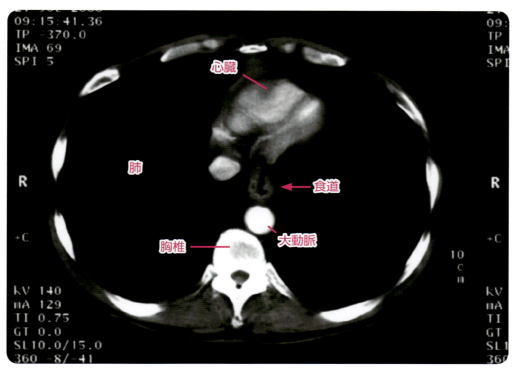

写真1 食道は胸の中心に存在し、重要臓器に囲まれています

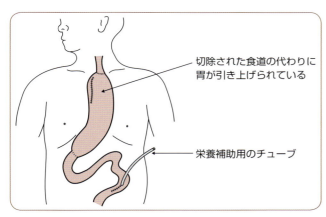

図 食道切除後 胃による再建術

するダメージも大きいものでした。当院では胸部操作として胸腔鏡による切除を行って痛みや損傷を少なくし、また術後のリハビリテーションや栄養療法を積極的に行って術後の体力低下を最小限にしています（図）。

　一方、手術と同等の治療成績が期待される方法として、放射線治療と抗がん剤による化学療法を組み合わせた放射線化学療法があります。手術で切除する範囲と同様の範囲（写真2）に対し、体外から毎日数分間放射線を照射し、同時に抗がん剤の点滴によって放射線の効果を高めます。約1か月半の入院期間を要しますが、体への負担は比較的少ない治療法です。ただ、治療後にがんが治りきらない場合があり、最終的には手術を必要とすることもあります。手術は短い入院期間で済みますが、体の構造が変化する治療法（図）ということのご理解と、ある程度手術に耐えられる体力が必要です。全身状態やがんの進行度、症状に応じて主治医が十分な説明をし、どのような治療にするか相談しながら選択していきます。

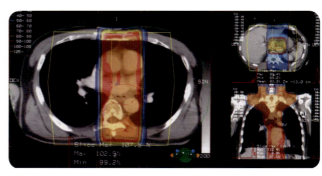

写真2　放射線照射の範囲（例）
オレンジ色の部分が放射線の当たる部分（左は胸部断面、右下が正面から見た図）

診療科紹介／チーム医療を推進し、安心・安全な医療へ

早期胃がんの内視鏡治療と東北有数の胃がん手術

消化器内科医長
伏谷 淳（ふしや じゅん）

感染管理部次長兼
消化器外科医長
村上 和重（むらかみ かずしげ）

がんの診断と治療

早期胃がんの内視鏡治療と拡大内視鏡観察

　胃がんは罹患率（りかんりつ）で男性1位、女性3位のがんです。胃がんの原因はピロリ菌感染、喫煙、高塩分食などとされています。胃の壁はおおまかに表面から、粘膜層、粘膜下層、筋層に分けられ、表面に近い粘膜層と粘膜下層に留まる胃がんを早期胃がんと呼んでいます。

　早期胃がんの中でも、内視鏡（ないしきょう）治療の対象となるのは転移の可能性がほとんどないとされている粘膜内に留まるがんです。以前の内視鏡的切除では大きさが2cm以下のものまでが対象で、早期胃がんでも大きいものは外科手術が必要でしたが近年、内視鏡的胃粘膜下層剝離術（はくりじゅつ）（胃ESD）という方法が開発され、転移の可能性がほとんどないとされる早期胃がんは、大きさに関係なく内視鏡的に切除できるようになりました。

　胃ESDの方法は、まずがんの周囲にマーキングといって目じるしを付け、次に病変を持ち上げるための溶液を粘膜下層に注入します。そして、マーキングの外側の粘膜を全周にわたって切開した後、粘膜下層を剝（は）ぐように剝離して病変を切除します（図）。

　内視鏡で治療できる範囲が広がっている現在、内視鏡治療ができるかどうか、病変の正確な評価が重要です。内視鏡で胃がんを取り切るためには、いかに病変の広がりを正確に診断するかにかかっています。このためには拡大内視鏡といった検査が有用です。拡大内視鏡は通常の内視鏡の70〜80倍の倍率で胃の粘膜を詳細に観察することが可能で、早期胃がんの診断、範囲の診断をより正確にすることができます。

　当院でも、積極的に早期胃がんや胃がんの前がん病変である胃腺腫（いせんしゅ）の内視鏡治療を行っており（表）、近年は年間100例弱の治療を行い、良好な治療成績をあげています。

	2010年	2011年	2012年	2013年	2014年
胃がん	49	47	65	71	73
胃腺腫	20	13	22	22	14
計	69	60	87	93	87

表　当院における胃の内視鏡治療件数

胃がん手術

　日本人の死亡原因の第1位は「がん」で、がんによる死亡率は年々増加傾向にあります。

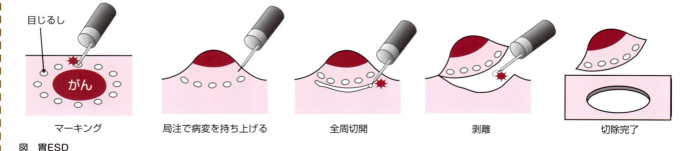

図　胃ESD（マーキング／局注で病変を持ち上げる／全周切開／剝離／切除完了）

胃がんは、日本人が最も多くかかるがんで、かつてはがんによる死亡数の第1位でしたが、近年、診断技術や治療法の進歩により胃がんによる死亡率は減少傾向にあり、肺がんについで第2位となっています。

早期発見と早期治療によって、胃がんは治るがんになりつつあります。

早期診断から手術まで
──「お待たせしない」をモットーに

胃がんの治療は、外科治療（手術）、内視鏡治療、化学療法（抗がん剤治療）、放射線療法などがあり、進行の程度（ステージ）によって治療方針は異なります。胃の粘膜に留まる早期がんの場合は、先に述べた内視鏡治療の対象となりますが、それ以外は外科治療による切除が最も有効かつ標準的治療となります。

当院は、消化器内科医の迅速な検査と的確な診断をもとに、全ての患者さんの治療方針を、消化器内科・外科、放射線科やがん化学療法科が一堂に会した週1回のカンファランスで決定しています。ほとんどの患者さんは、胃がんの診断を受けてから手術までの間、「早く手術しないと進行してしまう…」といった不安を持たれると思います。そこで当院は、診断から手術までなるべくお待たせしないことを常に心掛けています。

経験豊富な執刀医
──手術だけでなく術後管理にも習熟

手術の基本は、胃の切除と同時に、胃の周囲のリンパ節を取り除き（リンパ節郭清）、食べ物の通り道をつくり直す消化管再建を行います。胃の切除する大きさやリンパ節郭清の範囲は、がんのある場所やステージによって決まりますが、当院の胃がん手術件数は県内でもトップクラスであり、小範囲の切除から全摘まで、経験豊富なスタッフがそろっています。食道や膵臓、大腸など、胃の近隣の臓器までがんに巻き込まれてしまっている進行がんの場合でも、食道がんや膵臓がんの専門家がいる当院では、がんをきれいに取り除くため合併切除（拡大手術）を積極的に行っています。

また、早期がんなど症例は限定されますが、通常の開腹手術に比べて体への負担が少ない腹腔鏡手術（お腹に小さな穴を数か所開けて、専用のカメラや器具で行う方法）も導入しています。

地域の病院では手術することの難しい、重い合併症（持病）をお持ちの手術患者さんへも、麻酔科やICU科と連携し、できる限り対応していることから、盛岡地域に留まらず県内全域や近県から患者さんが集まっているのも、当院の特徴の1つといえます。

退院に向けた担当スタッフの細やかなケア
──退院後の安心も提供

術後は、経過が順調であれば通常10日間程度の入院期間で、早期の社会復帰や家庭への復帰をめざしています。退院後の不安なこと、例えば、胃を切除すると今後の食事のことが心配になってしまいますが、当院では入院中に必ず専門の栄養士から時間をかけて食事・栄養指導が受けられるようプログラム化し、退院後の日常生活における安心も提供しています。

さらに、近年増え続ける高齢者手術患者さんへの術前・術後管理に習熟したスタッフがそろっており、術前からのリハビリテーションや服薬指導など、1日でも早い回復をめざして多くの職種が日々連携しています。もちろん退院後の外来での定期的な経過観察も、入院中の担当医が責任を持って対応します。

医療コラム

ピロリ菌と胃がん

ピロリ菌は1983（昭和58）年に発見された胃の中で生息する細菌で、胃がんや胃潰瘍、慢性胃炎などの原因とされています。特に胃がんは、ほぼピロリ感染が原因といわれています。日本人のピロリ菌の感染率は50％程度とされ、ピロリ菌がいるからといって全員が胃がんになるわけではありませんが、ピロリ菌の除菌をすれば胃がんの発症率は下がるとされています。現在の保険診療では、検査でピロリ菌が陽性で、かつ胃カメラで慢性胃炎が認められればピロリ菌の除菌療法を受けることができます。

診療科紹介／チーム医療を推進し、安心・安全な医療へ

大腸がんの内視鏡治療、手術と化学療法

がんの診断と治療

業務企画部長兼
消化器センター長兼
消化器内科長
池端 敦（いけはた あつし）

消化器外科医長
井上 宰（いのうえ つかさ）

早期大腸がんの内視鏡治療

食習慣や生活習慣の欧米化によって大腸がんは増加し、2013（平成25）年度の部位別がん死亡率は男性が3位、女性が1位となっています。また、大腸がん検診の普及と内視鏡診断学の向上により早期がんの発見率の上昇がみられます。腺腫、がんが粘膜内や粘膜下層の浅層に留まる早期がんは内視鏡的治療の適応です。一方、粘膜下層の深層に浸潤したがんでは数％にリンパ節への転移がみられることがあり、早期がんであっても外科的切除の適応となります。

1. 内視鏡診断

通常の内視鏡観察やインジゴカルミン（色素）を散布した観察により、早期がんの浸潤の程度は約75％が診断可能とされています。粘膜下層の深層に浸潤したがんでは、緊満感、病変の崩れ、凹凸不整、ひだ集中などの所見がみられます。クリスタルバイオレット染色下の拡大内視鏡観察による pit pattern（ピットパターン）診断や、狭帯域光観察（NBI）での拡大観察によって診断能はさらに向上します（写真）。

2. 内視鏡的治療

ポリープやおおむね2cm以下の平坦な病変では粘膜切除術（EMR）、つまり、病変基部に生理食塩水を注入しスネアで絞扼通電して切除する方法で治療します。がんを含む大きな病変で一括での切除が必要な場合は粘膜下層剥離術（ESD）、つまり、周辺を専用ナイフで切開し粘膜下層をメスで剥離して切除する方法で治療します（図1）。切除した標本の組織所見によって、内視鏡的治療で完了か、追加外科切除が必要かを判断します。

3. 当院の成績

過去5年間の内視鏡治療件数は増加傾向を示し、最近は年間900件弱が施行され東北有数の治療件数です（図2）。

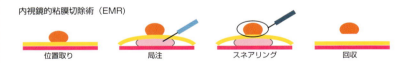

内視鏡的粘膜切除術（EMR）
位置取り　局注　スネアリング　回収

内視鏡的粘膜下層剥離術（ESD）

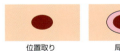 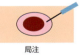

位置取り　局注　粘膜切開　全周切開　粘膜下層剥離　全剥離

図1　EMRとESDの手技

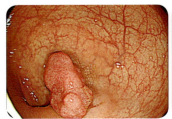 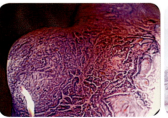 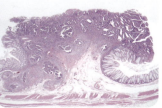

通常内視鏡像（緊満感、凹凸不整）　NBI拡大像　色素拡大像（pit pattern高度不整）　手術標本（sm2、ly2、v1、n0）

写真　粘膜下層の深層に浸潤したがん

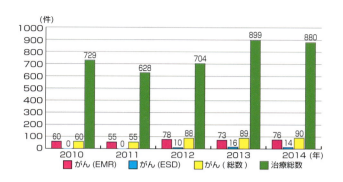

図2 当院での内視鏡治療件数（2010〜2014年）

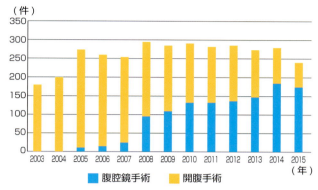

図3 当院における大腸手術の推移

早期がんはその約10％を占めています。2012（平成24）年から保険でESDが可能となり、腫瘍径（しゅよう）の大きな病変や線維化の高度な病変に対しても内視鏡的治療を行っています。

大腸がんの手術治療

大腸がんの広がり具合（進行度）は次のとおりステージ（病期）で表されますが、ステージ別で治療方法が決まってきます。

ステージ分類
ステージ０／がんが粘膜の中に留まっている。
ステージ１／がんが大腸の壁に留まっている。
ステージ２／がんが大腸の壁の外まで浸潤している。
ステージ３／リンパ節転移がある。
ステージ４／遠隔転移（肝転移、肺転移、腹膜播種（はしゅ））がある。

大腸がんの病期分類で、ステージ０以外のステージ１〜４は基本的に手術が適応となります。手術治療では、腸管とリンパ節を切除します。リンパ節を切除する範囲は、がんの部位と進行度を考慮して決定します。がんの浸潤が周囲臓器に及んでいる場合は、可能であればその臓器も切除します。腸管を切除した後、残った腸管をつなぎ合わせます。直腸がんが肛門近くにあって腸管をつなぎ合わせることができない場合は、人工肛門（永久式）が必要になります。肛門に近い直腸がんに対して、肛門ごと直腸を切除し、永久式の人工肛門が造られる手術（直腸切断術、またはマイルズ手術）が行われることが一般の病院では多いです。このような直腸がんの中で、あまり進行していないがんについて当院は、肛門温存手術を積極的に導入しています。主に括約筋間直腸切除術（ISR）を行っています。直腸がんを残さず切除し、なおかつ自然肛門を温存させるのがこの手術の特徴です。

あまり進行していない大腸がんに対しては、腹腔鏡（ふくうくうきょう）手術を積極的に導入しています。当院では大腸がん手術全体の３分の２を占め、東北地方で最も多い件数の腹腔鏡手術を行っています。腹腔鏡手術を行うことで、傷が小さいため痛みが弱く、回復が早く、早期の退院が可能になります。内視鏡外科技術認定医の資格を持った専門スタッフが在籍し、万全の体制で対応しています。

大腸がんの化学療法

大腸がんの化学療法ではさまざまな抗がん剤が使われます。

補助化学療法
手術でがんを全て切除したと判断しても、一定の頻度（ひんど）で再発が起こります。大腸がん全体の再発率は17％です。再発を抑える目的で補助化学療法が行われます。ステージ２、３の大腸がんで再発が将来起こる可能性が高いがんに行います。

切除不能進行・再発大腸がんに対する化学療法
手術でがんが全て取り切れない場合（主にステージ４の大腸がん）、化学療法による治療を考えます。がんを縮小させて生存期間を延ばす効果があります。当院では化学療法専門医がいるがん化学療法科で行っています。

診療科紹介／チーム医療を推進し、安心・安全な医療へ

肝臓がん治療の実際
── RFA、TAE、手術

消化器内科医長
城戸 治

中央手術部次長兼
医療研修部次長兼
副消化器センター長兼
外科長
臼田 昌広

がんの診断と治療

RFA、TAE治療の実際

肝細胞がんは肝臓に発生するがんの中で最も頻度が高い種類です。多くはC型肝炎、B型肝炎など、慢性肝炎から肝硬変を背景に発生します。治療に伴い肝臓自体にも負担がかかるため、肝臓の余力が保たれていないと治療自体ができないことがあり得ます。

また、肝硬変となると肝臓全体ががんの発生母地となるため、今あるがんを根治したとしても新規病変の再発を繰り返す場合があります。再発を防ぐ方策はなく、定期的な画像検査を行って早期発見し、後述のような治療法を組み合わせて治療を繰り返しながら、がんのコントロールをめざすことになります。

ラジオ波焼灼療法（RFA）

超音波で腫瘍を確認しながら専用の針を刺し、通電することで針の周囲を熱で焼灼して腫瘍を死滅させる治療法です（写真1）。当院は年間約20件の実績を上げています。

動脈塞栓（TAE）

肝臓は門脈と肝動脈から栄養を受けています。肝細胞がんは肝動脈からのみ栄養されます。動脈塞栓はカテーテルを肝動脈に挿入し、腫瘍近傍から塞栓物質を投与することで腫瘍を栄養する動脈を塞栓する治療法です（兵糧攻めという表現を用いることもあります、写真2）。

TAE+RFA

TAEを先行しRFAを追加することでRFAによる焼灼範囲が拡大し、腫瘍のサイズなどによっては、より効果が上がる場合があり、症例によっては選択することもあります（写真3）。

その他

放射線治療、抗がん剤治療、開腹手術などがあります。

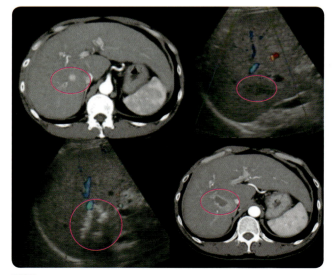

写真1

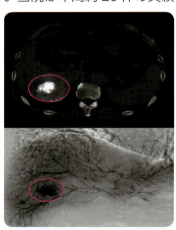

写真2

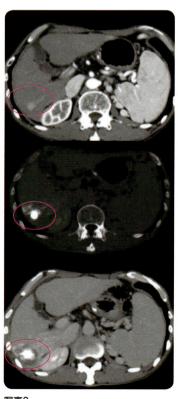

写真3

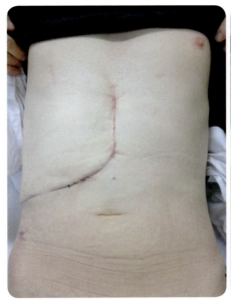
写真4　肝臓開腹手術後の傷跡

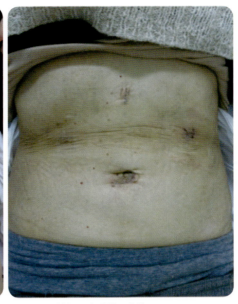
写真5　腹腔鏡下肝切除後の傷跡

手術の実際

開腹手術

　肝臓がんの手術適応を決める際に重要なのは、肝障害の程度、がんの状態（個数、大きさ、部位）の2点です。正常の肝臓では通常全体の約70％切除が可能で、2〜6か月で元の大きさに戻るといわれています。しかし肝硬変、慢性肝炎などの障害肝では肝切除はおろか手術そのものが命にかかわることがあります。肝臓がどの程度障害を受けているかによって手術方針が決定されます。

　肝臓は肋骨で保護されるように上腹部全体を占めるような位置にあるため、手術は逆L字切開など大きな開腹を必要とします（写真4）。痛み止めを適切に行いながら早期にリハビリテーションを開始し、術後10日目の退院をめざします。また障害肝の患者さんは肝臓がんができやすいということが分かっており、手術によって切除しきれた場合でも退院後の定期検査が必要となります。

体への負担が少ない腹腔鏡下肝切除

　腹部に小さな穴を数か所あけ、そこから内視鏡や器具を出し入れして肝切除を行う方法です（写真5）。開腹に比べて体への負担が少なく、出血が少ないという利点があります。

　しかし、小さな穴を介して手術器具を出し入れするので急な出血などへの対処がしにくい、全体を把握しにくいなどの欠点もありますので腹腔鏡手術に固執せず術中でも必要があれば直ちに開腹移行できる準備が必要です。十分な経験のある施設で十分な説明を受けてから手術を受けることが勧められます。

　2015（平成27）年度までは肝部分切除および肝外側区域切除でのみ保険適用となっていましたが、2016年4月からは一定の施設条件を満たすことにより、さらに難度の高い肝葉切除や区域切除まで保険適用が拡大されています。

　当科ではこの施設条件を満たしており、2016年3月現時点までに保険適用となる場合に限定し47回の手術を経験してきましたが、幸い大きな合併症や死亡例もなく皆さん元気に退院されています。肝部分切除や外側区域切除では術後5日目で退院となります。

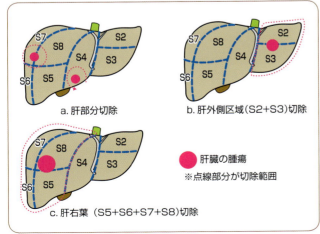
図　肝切除の種類

診療科紹介／チーム医療を推進し、安心・安全な医療へ

胆嚢がん・胆管がんの ステント治療と手術

がんの診断と治療

消化器内科医長
渡邊 崇（わたなべ たかし）

中央手術部次長兼
医療研修部次長兼
副消化器センター長兼
外科長
臼田 昌広（うすだ まさひろ）

前消化器外科医長
中西 渉（なかにし わたる）

病状に応じて胆管ステントを使い分ける

　胆管は肝臓でつくられた胆汁を十二指腸まで運ぶ管のことです。肝臓の中を走行する細い胆管は合流しながら徐々に太くなり、左右の胆管（左右肝管）となります。そして、1本の胆管（肝外胆管）となり、十二指腸乳頭部につながっています。胆管と合流する胆嚢管（たんのうかん）という細い管を介して、胆汁を一時的にためておき、濃縮する袋が胆嚢です。肝内外胆管と胆嚢、十二指腸乳頭部をあわせて胆道と呼びます（図1）。

　胆道の上皮から発生した悪性腫瘍（しゅよう）が胆道がんです。胆嚢がんは自覚症状に乏しいのですが、胆管がんや乳頭部がんでは胆汁の排泄（はいせつ）障害が起こるため、閉塞性黄疸（へいそくせいおうだん）（胆汁うっ滞が原因となる黄疸）や胆管炎（胆管の細菌感染）といった症状が認められます。国内では、1年に約2万人が胆道がんを発症し、約1万8千人が死亡しています。

　胆道がんの治療は基本的には手術が第一選択となります。手術前に閉塞性黄疸や胆管炎が認められる場合は、ERCP（ないしきょう）（内視鏡的逆行性胆管膵管造影）という検査を行い、胆管の閉塞部に胆管ステントを挿入し、胆道ドレナージ（胆管にたまった胆汁を排出）を行います。ERCPとは胆管の十二指腸への出口である十二指腸乳頭へ内視鏡の中を通して造影チューブ（カニューラという細い管）を挿入し、その先端から造影剤を注入して、胆管をX線撮影する検査です。

　使用する胆管ステントの種類にはプラスチックステントとメタリックステント（金属製のステント）があります（写真1、2）。プラスチックステントは、径が細く閉塞しやすいのですが（開存期間／2〜5か月）、容易に抜去や交換ができます。一方、メタリックステントは径が太く、閉塞しにくい（平均開存期間／5〜10か月）という特性があります。これらのステントを病状に応じて使い分けます。当院では年間400件以上のERCPを実施、70件以上の胆管ステント治療を行っています（2013〈平成25〉年1月〜2014年9月胆管ステント128件）。

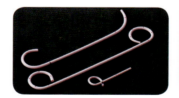
写真1　プラスチックステント
（ハナコメディカル株式会社ホームページより）

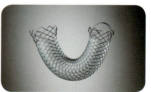
写真2　メタリックステント
（写真提供／ボストン・サイエンティフィック ジャパン株式会社）

胆嚢・胆管がんの手術

　肝臓でつくられた胆汁を十二指腸に運ぶ通り道のことを胆道と言います。胆管は合流しながら徐々に太くなり、1本の管となって十二指腸につながります。

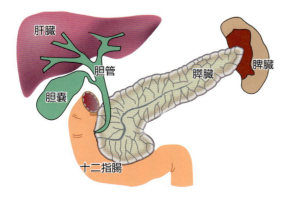
図1　胆道（胆管と胆嚢）の解剖

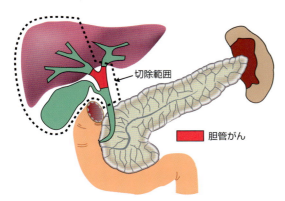

胆管がんと一緒に肝臓を大幅に切除する必要がある

図2　肝門部・上部胆管がんの手術

途中に胆汁をためておく袋があり、これが胆嚢と呼ばれるものです。これら通り道にできたがんを胆道がんといい、場所によって胆管がんと胆嚢がんとに分けられます。現在、胆道がんに対する治療は手術による切除が最も効果があるとされています。そのため可能な限り手術を行っています。手術が困難な場合、化学療法を中心とした治療を行います。

　胆管がんはがんの場所によって手術が異なります。肝臓側にできた肝門部〜上部胆管がんでは胆嚢、胆管と同時に大きな肝切除が必要になります（図2）。十二指腸に近い中・下部胆管がんでは膵頭十二指腸切除術を行います（図3）。

　胆嚢がんの場合は進行度によって異なります。胆嚢に接する部分の肝臓と一緒に切除する場合や、それよりも広い範囲の切除が必要になることもあります。

肝臓、胆道、膵臓の手術件数が豊富

　これらの手術はいずれも体への負担が大きい治療と考えられています。胆道の周りには狭いスペースに大事な血管が複雑に走行しており、手術には高度な技術を必要とします。これらの血管が「がん」に巻き込まれている場合は、血管の合併切除再建という、さらに難度の高い技術が必要になります。順調に進んでも

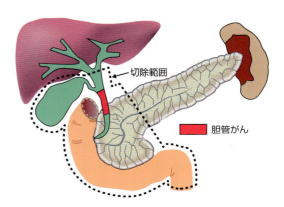

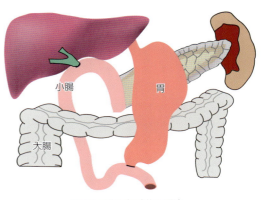

膵頭十二指腸切除後の再建

図3　中・下部胆管がんの手術／膵頭十二指腸切除

	2013	2014	2015
膵頭十二指腸切除 （肝切除を伴うもの）	38(4)	37(1)	30(1)
胆管がん・胆嚢がんの肝切除	19	9	10
その他の肝切除	36	38	41
膵悪性腫瘍の膵体尾部切除	10	12	6
上記肝胆膵領域手術 血行再建を伴うもの	7	3	7

表　当院における肝胆膵外科領域手術施行数

7〜8時間かかることが多く、手術によってはそれ以上かかります。当院は肝臓、胆道、膵臓の手術件数は東北地域でも多く、各科の支援体制も充実しているので、患者さんに安心して手術を受けていただける体制を整えています。切除不能と言われた方も一度ご相談いただけると幸いです。

診療科紹介／チーム医療を推進し、安心・安全な医療へ

膵臓がんの検査と手術

医療研修部次長兼
内視鏡科長
赤坂 威一郎

中央手術部次長兼
医療研修部次長兼
副消化器センター長兼
外科長
臼田 昌広

がんの診断と治療

膵臓がんの診断と検査の実際

膵臓は、膵頭部、膵体部、膵尾部の3つの部位に分けられます（図1）。

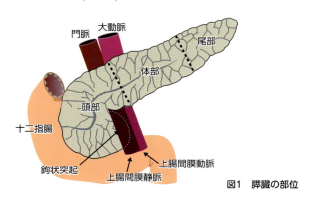

図1　膵臓の部位

膵臓は、食物の消化を助ける膵液をつくります。また、血糖値を調節するインスリンやグルカゴンなどのホルモンを産生します。膵液は、膵管という管を通って十二指腸に流れていきます。膵臓がんの80～90%は膵管から発生します。

膵臓がんによる部位別がん死亡数は年々増加しており、2011（平成23）年が2万8829人、2012年2万9916人、2013年3万672人で、全体の第4位です（肺、胃、大腸に次ぐ）。膵臓がんはほかのがんと比べて、悪性度が高いがんといわれています。その理由として①膵臓は体の奥（背中側）に位置しており、早期発見が困難②進行するまで自覚症状がないことが多い③進行すると膵臓の周囲の重要な血管や神経に浸潤したり、肝臓や遠隔臓器に転移するため根治的な手術が行えないことが挙げられます。

最近、膵臓がんの危険因子が分かってきました。家族歴（膵臓がん家系）、糖尿病、慢性膵炎、嚢胞性膵腫瘍、肥満、喫煙、大量飲酒（日本酒換算で1日3合以上）などです。

前記の危険因子を複数持っている場合には膵臓がんの高リスク群といえます。また、新規に糖尿病が発症した場合や血糖コントロールの急な悪化の場合にも膵臓の精査が必要です。膵臓がんの初発症状として最も多いのは、腹痛・腰背部痛です。膵臓がんでは黄疸が初発症状のこともあります。そのほか、食思不振（食欲不振）や体重減少などがあります。

膵臓がんを疑った場合の検査は複数の検査を組み合わせて行います。血液検査（腫瘍マーカー、膵酵素）、体外式超音波検査（US）、X線CT、MRI検査といった体に侵襲（負担）の少ない検査で精査していきます。膵臓がんの可能性があれば、超音波内視鏡検査（EUS）や逆行性膵胆管造影（ERCP）といった内視鏡を使った検査を行います。

当科は、侵襲的な検査の場合、セデーション（点滴での眠り薬）を使って行います。また最近は、超音波内視鏡下穿刺吸引生検法（EUS-FNA）により膵腫瘍の細胞診や組織診が安全に行えるようになってきました。

当院での最近5年間の膵臓がん件数は、2010年が104人、2011年139人、2012年118人、2013年102人、2014年111人と例年100人以上で推移しています。早期がんは少なく大部分が進行がんの患者さんです。早期がんで発見できれば、膵臓がんとはいえ、根治的な治療が可能となり得ます。膵臓がんのリスクのある方は、ぜひ膵臓がん検査を受けましょう。

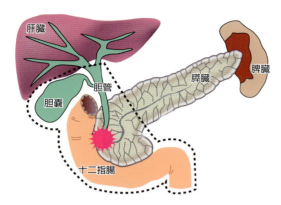

図2 膵頭十二指腸切除術の摘出範囲

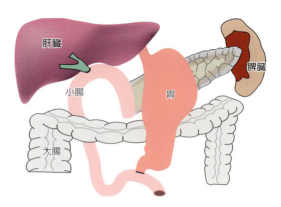

図3 膵頭十二指腸切除後の再建

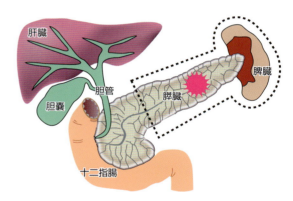

図4 膵体尾部切除術の切除範囲

手術の実際

膵臓がんの治療は手術療法が中心となります。膵臓がんの手術は発生したがんの場所と広がりによって術式が決まります。大きく分けて①膵頭十二指腸切除②膵体尾部切除③膵全摘の3つです。

膵頭十二指腸切除（図2）

十二指腸に接した膵臓の頭部に発生したがんが対象です。膵頭部はさまざまな臓器の集まるいわば交差点であるため、がんを取り残さないためには膵頭部、周囲リンパ節、十二指腸、胆嚢、胆管を一緒に切除する必要があります。摘出後は小腸を残った膵臓、胆管、胃にそれぞれつないでいく再建が必要となります（図3）。通常6～8時間かかる大手術です。

膵体尾部切除（図4）

膵臓の体部、尾部で発生したがんが対象となります。膵頭部を残して、膵臓と周囲のリンパ節、脾臓を一緒に切除します。膵頭十二指腸切除と違って、消化管の再建が不要で、手術時間は4～5時間程度と短くなります。

膵全摘

膵臓全体に広がっているがんが対象です。膵臓全部、周囲リンパ節、十二指腸、胆嚢、胆管、脾臓を摘出することになります。膵臓がなくなることにより、術後はインスリン投与と膵消化酵素補充薬の内服が必要になります。

膵臓がんの手術（特に膵頭十二指腸切除）は、高度な技術が必要とされることから症例数が多い病院で手術を受けた方が合併症のリスクが低くなることが分かっています。当院では膵頭十二指腸切除だけで毎年30～40人程度の患者さんに行っています。手術手順や術後管理の定型化から術後早期のリハビリテーション、食事開始により患者さんの早期回復をめざしています。

膵臓がんは再発率の高いがんとして知られています。手術で切除しきれても、退院後、落ちついてから一定期間の通院で抗がん剤治療を受けることが大切です。

診療科紹介／チーム医療を推進し、安心・安全な医療へ

全員で考え、全員で討議する診断と治療方針

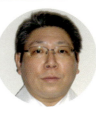

業務企画部長兼
消化器センター長兼
消化器内科長
池端 敦（いけはた あつし）

消化器センター

積極的に患者さんを受け入れ、高度な医療技術を提供

1969（昭和44）年1月の消化器センター開設以来、岩手県の消化管疾患（食道、胃、小腸、大腸、直腸領域）と消化器疾患（肝、胆、膵、脾臓領域）の診療において常に重要な役割を果してきました。当センターは消化器内科、内視鏡科、消化器外科で構成され、現在のスタッフは、消化器内科は常勤医5人（専門医取得3人、うち指導医1人）、レジデント3人、内視鏡科は常勤医3人（専門医取得3人、うち指導医1人）、消化器外科は常勤医10人（専門医取得9人、うち指導医4人）、レジデント4人です（写真P35）。

センターの主な活動は毎週月曜の夕方から行われるカンファランスであり、当センター以外にもがん化学療法科や放射線診断・治療科などの参加を得て活発な討議が行われます。内科系から毎回20～30人の術前検査の提示が行われ、手術、がん化学療法、放射線療法、緩和治療などの治療方針を決定します。

また、外科や化学療法科からも症例によっては術前検査の依頼があります。外科からは前週に手術が行われた全症例について手術所見や術後経過について報告があります。また、センターで経験した救急症例についてはCT、内視鏡など画像所見の検討や臨床経過について全員で検討します。

診療、研修医の教育、症例検討の全てにおいて全員で考え、全員で対処しています。地域がん診療拠点病院および地域医療支援病院としての医療を実践するために、当センターは積極的に患者さんを受け入れ（図1、2）、高度な医療技術を提供し、適切な病診連携を行っています。

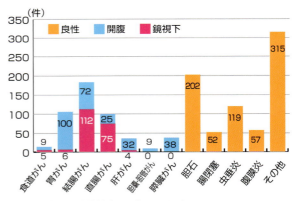

図2 消化器外科手術件数（2014年1～12月）

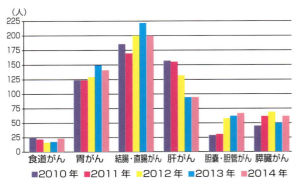

図1 消化器内科・内視鏡科におけるがん患者の退院数

医療コラム

医科と歯科の連携による手術前後の口腔機能管理

手術前後の口腔内清掃、歯科治療などの口腔管理は、分泌物の誤嚥などにより術後に起こる肺炎や気管挿管時の歯牙損傷などの合併症を予防し、がん治療を安全円滑に完遂するために必須の管理です。また、抗がん剤治療や放射線療法による口腔炎の症状軽減にも有効です。2012年6月からがん治療を行う医師との連携の元に、歯科が行う一連の包括的な口腔機能管理を行っています。

診療科紹介／チーム医療を推進し、安心・安全な医療へ

大腸がん腸管へ対応するステント治療

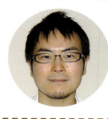

内視鏡科医長
天野 良彦(あまの よしひこ)

消化器内科・内視鏡科

下部消化管ステントとは？

　腸閉塞(ちょうへいそく)とは、小腸や大腸が何らかの理由で詰まり、排便や排ガスが停止する病気です。大腸悪性腫瘍(しゅよう)でも腫瘍が大きくなったり、腸管外から腸が圧迫されることで腸閉塞の原因となります。対応が遅れると腸管に穴が開いてしまい、腹膜炎に進行することもある緊急性疾患です。

　これまでは大腸悪性腫瘍による腸閉塞に対して、鼻や肛門からイレウス管（腸液を管を通して体外へ排泄(はいせつ)する管）を挿入し、腸管内の圧力を下げていました。または緊急で手術を行い、一時的に人工肛門を造り、腸管の圧力を下げてから腫瘍切除の方針を取っていました。しかし、イレウス管の管理は煩雑で、食事も摂れず、緊急手術の場合も状態の悪い患者さんには体への負担が大きいものです。

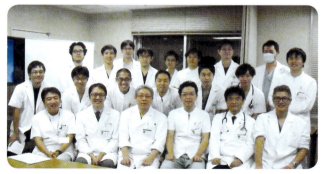

写真　消化器センターのスタッフ

イレウス管から解放され、生活の質が向上

　そして2012（平成24）年1月、大腸の悪性消化管狭窄(きょうさく)に対する下部消化管ステント留置術が保険適用となりました。下部消化管ステントは腸管に留置する長さ6～10cm、口径20mmほどの金属製の管で、腸管を内側から広げることでたまった腸液や便を迅速に排泄させ、食事摂取も可能となります。

　2012年1月～2015年3月に下部消化管ステント留置術を42例行っています。そのうち手術となった症例は25例で、手術とならなかった症例は17例でした。手術群25例では手術までの待機日数は平均14日で、3例は一時退院が可能でした。非手術群では化学療法が3例、緩和ケア症例は13例でした（死亡1例）。緩和ケア症例で経過を追えた患者さんでステントトラブルはありませんでした。

　下部消化管ステント留置で食事摂取も可能になり、イレウス管から解放され、また長期留置も可能で、手術までの一時帰宅や、緩和ケアの患者さんの生活の質の向上に寄与できるものと考えます。

診療科紹介／チーム医療を推進し、安心・安全な医療へ

炎症性腸疾患の最新治療

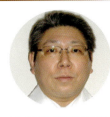

業務企画部長兼
消化器センター長兼
消化器内科長
池端　敦（いけはた　あつし）

消化器内科

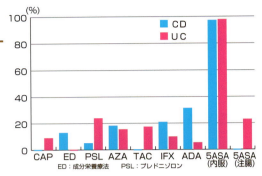

図　当科のIBD治療内容

炎症性腸疾患の治療最前線 「症状の改善」から「粘膜の治癒」をめざす治療へ

　炎症性腸疾患（IBD）はクローン病（CD）と潰瘍性大腸炎（UC）に分類されます。両疾患とも原因が不明で、血便や下痢、腹痛などの症状が軽快と増悪を繰り返す慢性炎症性疾患で、根治治療は確立されていません。多くは疾患のコントロールが可能な軽症から中等症ですが、患者数の増加とともに重症例や治療に難渋する難治例が増えています。

　併せて新しい治療法を導入し、抗TNFα抗体製剤（インフリキシマブIFXやアダリムマブADA）、免疫調節薬（タクロリムスTAC）などの治療法で、優れた治療効果がみられただけでなく、疾患概念や治療戦略の見直しがもたらされました。

　「症状の改善」から内視鏡的に潰瘍やびらんがない状態、いわゆる「粘膜の治癒」を新しい治療目標とする考え方が提唱されています（写真）。CDを治すには内視鏡的に潰瘍を治すことが必要であり、抗TNFα抗体製剤にはその効果があること、さらにはCDの長期予後や自然史（疾病の自然な成り行き）を変える可能性があるという考え方に変化してきました。現在では、若年発症、肛門病変の合併、広範な小腸病変などを有するCD患者さんには早期から抗TNFα抗体製剤を使い、計画的に維持投与する治療が中心になっています。

　また、ステロイド治療で効果がみられないUC重症例やステロイド減量で容易に症状が悪化する難治例では免疫調節薬や抗TNFα抗体製剤の使用が可能であり、血球成分除去療法（CAP）も適応となります。UCにおいても同様な治療目標に変化してきています。

抗TNFα抗体製剤や免疫調節薬による治療が増加

　2014（平成26）年に当院で治療を受けた患者数は、CD38人（小腸型8人、小腸大腸型27人、大腸型3人）、UC108人（全大腸炎型46人、左側大腸炎型40人、直腸炎型22人）となっています。UC、CDともに基準薬剤は5-アミノサリチル酸（5ASA）ですが、抗TNFα抗体製剤の継続投与はCDで52.7％（IFX21.1％、ADA31.6％）、UCで15.7％（IFX10.1％、ADA5.6％）でした。UCのTAC投与例は17.6％でした。また、免疫調節薬（AZA）はCDで18.4％、UCで15.7％でした。このように抗TNFα抗体製剤や免疫調節薬による治療が増加しています（図）。

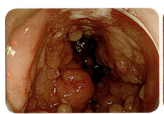

CD（治療前）　　　CD（ADA継続中）

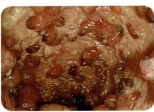
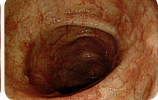

UC（治療前）　　　UC（TAC治療後）

写真　治療前後の内視鏡像、粘膜の治癒

診療科紹介／チーム医療を推進し、安心・安全な医療へ

C型肝炎の最新治療

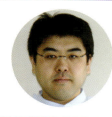

消化器内科医長
城戸 治（きど おさむ）

消化器内科

感染すると70％が慢性肝炎

　C型肝炎ウイルスは血液を介して感染します。経口感染や空気感染はなく、1992（平成4）年以前に輸血を受けた方や1994年以前にフィブリノゲン製剤の使用歴のある方（妊娠中、出産時の大量の出血、大量の出血を伴う手術などの処置として使用）などに感染の可能性が高くなります。C型肝炎ウイルスは感染すると70％で慢性肝炎となり、10〜30年で3〜4割が肝硬変となり、肝硬変となれば年率6〜9％で肝細胞がんの発がん率があり、そのほかの病態も含めて生命予後にかかわる病気となり得ます。治療を行いウイルスを排除することができれば、ウイルスによる肝臓の炎症は消失し肝臓の機能の回復が期待できます。

C型肝炎は治療可能な時代です

　治療方法としてはウイルス排除による原因排除と肝庇護剤（かんひござい）による肝臓の保護があり、可能な限りウイルス排除をめざす治療を提案するようにしています。ウイルス排除の方法として、以前はインターフェロン治療が主体でした。最近は経口剤での治療が可能になり副作用も少なく、ウイルスが消える可能性も高く、70歳代でも十分に治療が可能となり、現在の治療の主体となっています。

　当院では、従来のインターフェロン治療で約100人の方が治療を受けており治癒率は50％程度となっています（併用薬の出現で治癒率は徐々に上昇しまし

	アスナプレビル＋ダクラタスビル	ソフォスブビル＋リバベリン	レディパスビル＋ソフォスブビル
症例数	33例	15例	13例
平均年齢	67.8歳（42〜79歳）	64.7歳（55〜78歳）	63.7歳（38〜81歳）
ウイルス消失	30例（90％）	15例（100％）	13例（100％）
副作用中止	4例（12％）	0例	0例

表　C型肝炎の治療

た）。経口剤で約60人の方が治療を受けており、治癒率は全体で95％程度となっています（各種薬剤で少しの差は見られるものの、全体に良好な結果となっています、表）。

　C型肝炎は、副作用も少なく治療可能な時代となっており撲滅が期待できる状況です。今後の課題としては肝炎感染の確認をしたことがなく、自分が感染していることを知らない方、過去に指摘を受けていながら、その後、医療機関の受診が途絶えている方、当院で接する機会のないC型肝炎の方に治療の説明、提案をさせていただくことが大切だと考えています。

医療コラム

肝炎ウイルス発見の歴史

　1973（昭和48）年に便検体からA型肝炎が、1965年に後にB型肝炎と判明する抗原が発見され、ウイルスハンターが出現、1989年にC型肝炎のウイルス自体が発見されました。そして驚きは、E型肝炎発見の経緯です。1983年、当時のソビエト連邦内の中央アジア地域の肝炎患者さんから採取した検体（検便）を持ち帰り発見されました。冷凍状態で運ぶ手段がなく、「検便を飲み込んで」運びました。

診療科紹介／チーム医療を推進し、安心・安全な医療へ

東北、北海道で有数の肺がん手術件数を誇る

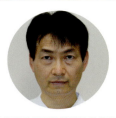

呼吸器センター長兼
呼吸器外科長
大浦 裕之(おおうら ひろゆき)

呼吸器外科

肺がんとは——日本人のがん死亡原因1位

　肺がんとは肺にできるがんのことで、肺、気管、気管支の細胞が何らかの原因でがん化したものです（ほかの臓器に発生し肺に転移したものは転移性肺がんと呼びます）。たばこを多く吸う人ほど肺がんにかかりやすく、一般に重喫煙者（1日の本数×喫煙年数＝喫煙指数が600以上の人）は肺がんの高危険群です。喫煙者の肺がん死亡の危険度は非喫煙者の4～5倍といわれており、喫煙開始年齢が早いとさらに危険度は増加することが明らかになっています。最近、肺がんは日本人のがんによる死亡原因の1位となりましたが、いまだに増加傾向にあります。

　胸部X線検査などで肺がんが疑われると、まずCT検査、血液検査などを行い、その後、喀痰細胞診(かくたんさいぼうしん)や気管支鏡検査、経皮的(けいひてき)肺生検などを行って細胞や組織を採取し診断を確定します。また、ほかの臓器への遠隔転移の有無を調べて治療方針の指針となる「臨床病期」（肺がんの進行程度）を決定するために、脳のMRI検査や骨シンチ、FDG-PET検査などを行います。

　肺がんは進行するにつれて周りの組織を破壊しながら増殖し、血液やリンパの流れに乗って次第に広がっていきます。発見されたときには進行している場合も多く、さらに化学療法（抗がん剤などの薬の治療）や放射線治療のみでは効果が得られにくいため、全身のがんの中では最も治療が難しいがんの1つです。

非小細胞肺がんの臨床病期と治療

　肺がんは、小細胞肺がんと非小細胞肺がんの2つに大きく分けられ、手術の対象となるのはほとんどが後者の非小細胞肺がんです。非小細胞肺がんは肺がん全体の約80～85％を占めています。非小細胞肺がんには腺がん、扁平(へんぺい)上皮がん、大細胞がんなどの異なる組織型があり、発生しやすい部位、進行形式と速度などはそれぞれ異なります。

　非小細胞肺がんに対する治療方針は基本的に臨床病期（進行の程度）に基づきますが、それに全身状態や年齢、心肺機能、合併症などの条件も含めて総合的に決定します。それほど進行した状態でなければ手術を中心とした治療を行いますが、病期によっては放射線治療や抗がん剤などの薬の治療、さらにこれらを組み合わせた治療が選択される場合もあります。「図1」は非小細胞肺がんの臨床病期と治療方法の関係を示す図です。

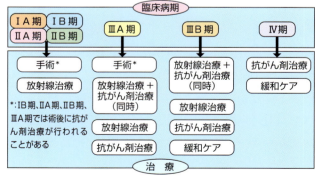

（日本肺癌学会編『EBMの手法による 肺癌診療ガイドライン 2005年版』金原出版）をもとに作図

図1　非小細胞肺がんの臨床病期と治療

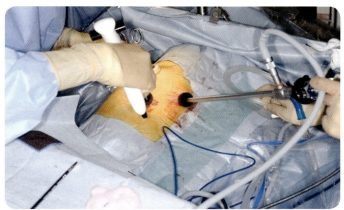 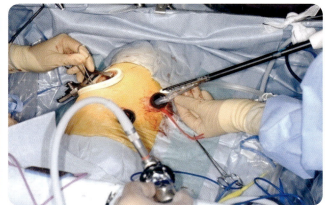

写真　胸腔鏡（内視鏡）補助下に行う肺がん手術（右肺上葉切除およびリンパ節郭清）

肺がんの手術

非小細胞肺がんの臨床病期 IA、IB、IIA、IIB 期（＋一部の IIIA 期）は手術の対象になります（図1）。がんの場所や広がりによって、肺葉の1つか2つを切除する場合や片側の肺全てを切除する場合などがあります。手術は非常に治療効果の高い方法ですが手術の後には息切れなどで日常生活に支障をきたすことがあり、手術後に呼吸機能がどれだけ残る可能性があるかが、手術を安全に行えるかどうかの判断の基準になります。

当科は体に負担が少ないといわれている胸腔鏡（内視鏡）を使用しながら、安全かつ確実に肺切除とリンパ節郭清を行うことを目的に背部小開胸（皮切7cm程度）による肺がん手術を行っています（写真）。この手術を年間110例程行っており、東北、北海道で有数の手術件数です。平均的な手術時間は2時間半〜3時間程度、出血量は20〜30cc程度のことが多く、胸腔鏡がなかった時代の手術と比べ術後の回復が早く、患者さんに対する負担は格段に軽くなっています。この手術法の最大の利点は、完全胸腔鏡下に行われる手術に比べ、さまざまな事態（癒着や出血など）に即

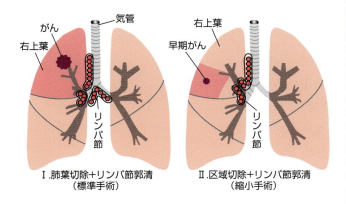

図2　肺機能温存手術

座に対応できることで、手術中の患者さんの安全を常に確保できているということです。

一方で、CT画像上すりガラス陰影を呈するようなごく早期の肺がんでは、がんの切除に問題ない範囲で肺をなるべく残す手術（区域切除等の肺機能温存手術）を行っており（図2）、患者さんの体への負担を可能な限り軽減することを心掛けています。

診療科紹介／チーム医療を推進し、安心・安全な医療へ

肺がん内科治療は個別化治療が中心

呼吸器内科

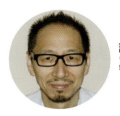

診療部次長
守 義明
もり よしあき

肺がん10年生存率は33％

2010（平成22）年、国内で約35万人が悪性腫瘍（がん）で亡くなりました。がんは日本人の死因の中で最も多く、「日本人の3人に1人は、がんで亡くなっている」あるいは「日本人の2人に1人は、一生のうちに一度はがんを患う」という状況です。なかでも、肺がんが最も多く、2013年には7万2743人が亡くなっています。岩手県は761人でした。

2016年1月、国立がん研究センターからがんの10年生存率が発表されました。それによると肺がんの5年生存率は39.5％で、それが10年となると33.2％でした。このように肺がんは、治りにくい上、生存率が低い病気で、現在も治療法は十分とは言えません。新しい抗がん剤（殺細胞性抗がん剤や分子標的薬）の登場やがん免疫療法などが始まり、今後の改善が期待されています。

抗がん剤治療は、併用療法が標準

ここからは肺がんのうちでも、手術不能な進行非小細胞肺がんに対する治療を主にお話します。

進行非小細胞肺がんに対する抗がん剤の治療の変遷としては、第1世代、第2世代、第3世代、第4世代（分子標的薬主体）と進んできました。ただ、第1世代の薬剤ではほとんど有効性が示されず、現在は第2世代のプラチナ製剤と第3世代以降の薬剤を組み合わせた併用療法（プラチナダブレット）が現在の標準治療となっています。

かつて、肺がんは1つの病気であると考えられていました。このため、2000年頃の肺がんの治療は、次に述べる組織型の「小細胞肺がん」か「非小細胞肺がん」という区別だけで治療薬が決められていました。その後の研究で非小細胞肺がんの中には、がん細胞の発現、増殖の主因となるドライバー遺伝子があることが判明し、それに対応する分子標的治療薬の開発が進み実臨床で使用されるようになりました。

一方、殺細胞性抗がん剤の分野でも、組織型よる抗がん剤の効果に違いがあることが研究で示されたことで、組織型によって抗がん剤の種類を変えることが標準となりました。

このように現在は組織型レベル、遺伝子レベルで治療方法を考えるようになり、一人ひとりの肺がんの特徴、状態に合わせた「個別化治療」という考えに変わってきました。個別化治療のためには、がんの組織型や遺伝子変異の有無をきちんと調べ、進行の程度（病気の広がり）や患者さんの状態（年齢、合併症など）を見極めてからでないと治療法が選択できない時代となっています。

肺がんの分類と抗がん剤、分子標的治療薬の特徴

次に肺がんの分類について述べます。肺がんは「組織型」と呼ばれる幾つかの種類に分けられ、大きくは「小細胞肺がん」と「非小細胞肺がん」の2つに分類されます。小細胞肺がんは、国内の肺がんの15％を占め、小さながん細胞が密集して広がり、進行が早く転移しやすい性質を持っています。残りの85％は非小細胞肺がんで「腺がん」「扁平上皮がん」「大細胞が

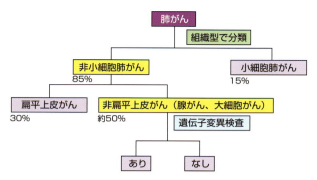

図　肺がんの分類（組織型と遺伝子変異による）

ん」などに分類されます。なかでも腺がんは肺がん全体の半数にのぼり、喫煙との関連は弱いものの女性に多く、EGFR遺伝子変異が半数近くに見られるなどの特徴を持ちます。一方、扁平上皮がんは、喫煙との関連が強く、男性に多いなどの特徴を持っています。また前述の組織型による抗がん剤の効果に違いがあることから、非小細胞肺がんを「扁平上皮がん」と「非扁平上皮がん」に分ける場合もあります（図）。

　次に、殺細胞性抗がん剤と分子標的治療の特徴について述べます。一般的な抗がん剤は「殺細胞性」といわれ、細胞の分裂を抑えてがん細胞を死滅させる作用を持ちます。その効果は3割から4割とされています。また、がん細胞以外の正常な細胞にも作用するため、さまざまな副作用が出てしまう欠点もあります。

　一方、分子標的治療薬は、がん細胞だけが持つがんの生存・増殖に関与する分子（遺伝子変異）を標的にして、その働きを阻害することでがんの増殖を抑制しますので抗がん剤に比べて、その効果が高いと期待されています。現在、使用可能な分子標的薬は「上皮成長因子受容体（EGFR）遺伝子変異」や「未分化リンパ腫キナーゼ（ALK）」の遺伝子変異を持った肺がんに限定されています。この遺伝子変異がない（野生型）場合は効果が望めないため通常の抗がん剤を使用します。副作用に関しても抗がん剤よりも程度は軽いとされていますがリスクはゼロではなく、治療薬ごとの独特な副作用がみられます。

がん免疫療法の登場

　最も新しい肺がん治療は、従来、肺がん治療の基本柱であった①外科療法（手術）②放射線治療③薬物療法（抗がん剤治療）に次いで、第4の柱ともいえる「がん免疫療法」でしょう。今回使用可能となった薬剤は世界初のヒト型抗体を用いた治療薬で、人が本来持っている免疫を活性化することで、患者さん自身のがんを攻撃する機能を高める薬剤として開発されました。期待される薬剤ですが2015年12月に承認されたばかりで、どのような患者さんに一番有効なのかはこれからであり、今後の動向、研究に注視すべきでしょう。

　これからも新しく有望な抗がん剤が登場し、より効果が高く、かつ安全な方向に改良が進んでいくものと考えます。最後に、がん治療の大原則は早期発見、早期治療です。多くの肺がんの原因は喫煙で、受動喫煙を含め予防も大切です。健診などをしっかり受け、がんなどが疑われた場合は、適切に診断できる施設を選択し、よく説明を受けて十分納得の上、治療に望んでいただきたいと思います。

医療コラム
「癌」の語源は？

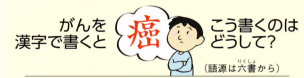

がんを漢字で書くと　癌　こう書くのはどうして？
（語源は六書から）

疒（やまいだれ）：人が寝台に臥せて寝ている様子

嵒（がん）：山に口（大石）の重なる様を表す（いわおの固さ）

体の中に**固いしこりのできる病気**の意味で岩のように強固な**治りにくい病気**

診療科紹介／チーム医療を推進し、安心・安全な医療へ

増加する非結核性抗酸菌症とは？

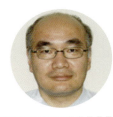

副呼吸器センター長兼
呼吸器内科長
宇部 健治

呼吸器内科

非結核性抗酸菌症（NTM症）とは？

　当院には多くの方が肺がん検診や結核検診の精密検査を目的に受診されますが、肺がん以外で見つかる病気にはどんなものがあるでしょう。やはり結核が多いのでしょうか。

　結核はかつて明治から昭和20年代にかけて国民病あるいは亡国病といわれていました。近年、その患者数はピーク時の20分の1、死亡者数は100分の1以下にまで減少しました。でも、決して過去の病気ではありません。現在も全国で年間約2万人が発症し、約2千人が命を落としています。岩手県では、新規の結核患者さんは年間150人ほどで当院に限ってみれば10人程度です。

　結核菌は抗酸菌という細菌のグループに属しています。このグループには150種類以上の菌種が含まれますが、結核菌（群）とライ菌（ハンセン氏病の原因菌）以外は、非結核性抗酸菌（以下NTM）と総称されます。NTMは土壌などの自然環境下のほか、屋内でも風呂場や台所などに広く生息していて、大部分は人に病気を引き起こすことはありません。しかし、一部の菌種は病気の原因となることがあり、それらの病気をまとめて非結核性抗酸菌症（以下NTM症）と言います。NTM症のほとんどは肺に病変をつくる肺NTM症です。肺NTM症の約8割はマイコバクテリウム・アビウムとマイコバクテリウム・イントラセルラーレという2種類の菌が占めており、この2菌種はかつては区別が難しかったためまとめてMAC（マイコバクテリウム・アビウム・コンプレックス）と呼ばれています。

人から人には感染しないが、完全除菌が難しい病気

　NTMは結核とは異なり、人から人には感染しないため隔離などは必要なく、初期には自覚症状も乏しいため検診で発見されることが多いのです。ある程度進行してくると、咳や痰、場合によっては血痰などの症状を伴うようになります。中年の女性に多く、CT検査で疑い喀痰検査や気管支内視鏡検査で菌を証明して診断します。ＣＴでの見え方も結核に似ているものや肺がんとの区別が難しいものなどさまざまです。

　抗結核薬や抗生物質を組み合わせて数年間にわたり投薬治療を行います。しかし、完全に除菌することは難しく、進行も非常にゆっくりなため、年齢や病状によっては経過観察だけの場合も多く、また、比較的若年者で病気が一部の肺に限局する場合などは内科的治療に引き続き、手術を行うこともあります。

東北地方では結核よりNTM症の方が多い？

　NTM症は結核と異なり届け出義務がないため、正確な患者数は不明です。過去の統計やアンケート調査などから2000（平成12）年頃までは結核の10分の1以下、2007年でも5分の1以下だったと考えられていました。

　しかし、2014年に行われた当院を含む全国の呼吸器専門医のいる約900施設のアンケート調査の結果によると、結核とNTMの患者数は全国平均でほぼ同頻度、本県を含む東北地方ではむしろNTMの方が多

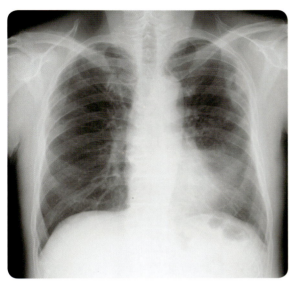

写真1　胸部X線写真／左上肺野に空洞、下肺野にも陰影あり

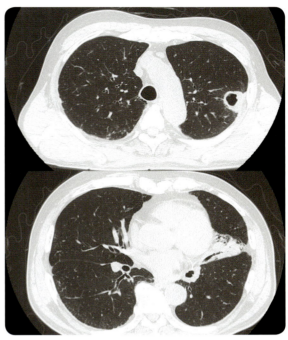

写真2　CT／左上に空洞性病変、心臓の脇に陰影あり

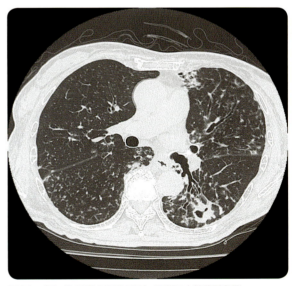

写真3　CT／左背部の空洞のほか、両側に小粒状影多発

いと推定されています（図）。増加の原因はよく分かっていませんが、きちんと精密検査が行われるようになったことも一因と考えられています。さらに結核は診断された患者さんのほとんどが数年以内に治癒しますが、前述したとおり、NTM症は完治が困難であるため今後も増え続けると考えられます。

　前述した全国アンケート調査において、当院で2014年1～3月の3か月間でNTMが検出されたのは、既に通院中の患者さんも含め25例でした。菌は証明されていないものの画像から肺NTM症が疑われて経過観察されている患者さんも相当数にのぼります。必要以上に心配することはありませんが、主治医と相談して症状に合わせて適切に方針を決定していくことが大切な病気です。

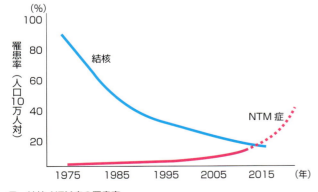

図　結核・NTM症の罹患率

診療科紹介／チーム医療を推進し、安心・安全な医療へ

乳がん・甲状腺がんの診断から治療まで

乳腺・内分泌外科

乳腺・内分泌外科医長
渡辺 道雄

乳腺・内分泌外科医長
宇佐美 伸

乳がんの診断は、画像診断力が鍵

　乳腺疾患のうち最も重要なものは乳がんですが、そのほかにも線維腺腫や乳管内乳頭腫といった良性の疾患があります。これらは瞬時に乳がんと区別できる場合もありますが、非常に区別が難しいこともまれではありません。ここで大切なのが画像診断力です。

　当科は設立当初から伝統的に緻密な画像診断を得意としており、乳房画像の主力であるマンモグラフィと超音波検査の診断能力を高めるためのトレーニング（学会・研究会への参加や日常診療における画像と顕微鏡による診断結果の照合）を日々行っています。

　超音波検査はBモードといわれる従来の画像に加え、血流を評価するカラードップラー、病変の硬さを評価するエラストグラフィの所見を加味して総合的に診断し、悪性が疑われる場合には、その場で細い針を病変部に進め細胞を吸引する検査や局所麻酔を使って少し太めの針で病変の一部の組織を削り取って調べる検査を行っています。また、当科を受診した患者さんの画像は全てカンファランスで複数の医師や技師の目で検討するようにしています。

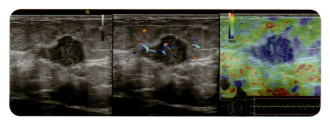

写真1　左からBモード、カラードップラー、エラストグラフィ（青色は硬い病変＝がんを表す）

多くの選択肢がある乳がんの治療 チーム医療が力を発揮

　乳がんの診断が確定した場合には、担当医が現時点で最も優れていると考えられている治療（＝標準治療）の選択肢を提案します。

　手術については、病変の部位や広がり方を踏まえ、患者さんが乳房を温存したいかどうかを伺った上で、乳房を部分的に切除して乳房を残すか、乳房切除（＝全摘）を行うかを決定しています。最近では、失われた乳房をつくり直す手術（＝乳房再建）が健康保険を使って行うことができるようになり、選択肢の1つに加わりました。乳房切除と同時に再建を開始する一次再建についても、当科は岩手医科大学形成外科と連携し積極的に行っています。

　薬物療法には、ホルモン療法や化学療法、分子標的治療があり、それぞれに複数の薬剤があります。これらをうまく組み合わせて使い分けるためには、罹患した乳がんの性質（サブタイプ）や進行度、患者さんの持病の有無などを総合的に判断します。最近では、国内外にガイドラインと呼ばれる治療指針がありますが、これを使いこなす治療医には専門的な知識と経験が必要です。お勧めする治療方針が1つのこともあれば、複数の方針を提案して最終的に1つを選んでいただくこともあります。患者さんにとって最適な治療は、その方の大切にしたいもの、さらに言うと生き方によって、それぞれ異なると考えています。

　その際、意思決定を行う上で強い味方となるのがメディカルスタッフです。当院には、乳がんについて専門的な知識を持った乳がん看護認定看護師やがん専門

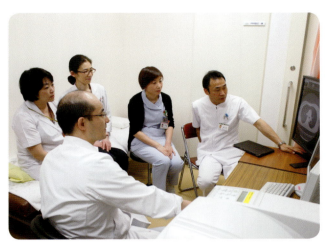

写真2 カンファランスでは医師・技師・看護師が患者さん一人ひとりの治療方針を共有します

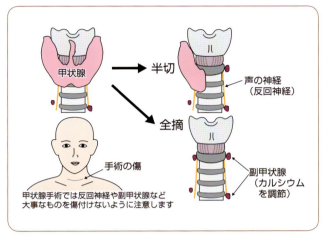

図 甲状腺手術

薬剤師をはじめとする各領域の専門スタッフが常勤しており、その専門性と豊富な経験を生かして患者さん中心の治療をサポートしています。

甲状腺がんの診断
検査すればたくさん見つかる

甲状腺がんは、甲状腺乳頭がんに代表されるゆっくり進行する「たちの良い」がんが多いです。一方、世の中で最も悪いがんの1つである未分化がんを代表に全身に転移する「たちの悪い」がんもあります。

発見のきっかけは、昔は首にできものを触れて見つかる場合が多かったのですが、最近は検診やほかの病気の画像検査（CT、超音波検査）で偶然発見されるものが増え、その多くは小さな早期の乳頭がんで、命の心配があまりないものが多いです。外国でも甲状腺がんの患者さんは何倍にも増加していますが、死亡率は増加していません。これは、治療する必要のないがん（検査しなければ、生涯気づかないがん）がたくさん発見、治療されていることになります。そのため、最近は触知しないような小さな甲状腺がんを発見できる超音波検査での甲状腺検診はあまり行われなくなっています。

甲状腺がんの治療
手術が中心、薬では治らない

ほとんどの甲状腺がんは手術が治療の中心で、リンパ節も同時に切除することが多いです。「たちの良い」がんが多いため、万全を期そうとして手術でたくさん切除しても、患者さんのためにならない場合もあります。当科は手術前には病状をしっかり理解してもらい、手術法も選択肢がある場合は、しっかり話し合って決定するようにしています。

そして甲状腺の手術では声を出す神経を代表に繊細で重要な臓器を傷付けないことが大事です（図）。当科は専門的に甲状腺の手術をしており、手術合併症を減らすのに必要な多くの経験、技術の蓄積があります。入院期間も4～6日で、退院後はすぐに社会復帰できるケースがほとんどです。

医療コラム

乳がんの発症とアルコール

"酒は百薬の長"という言葉があり適量の飲酒がプラスに作用する病気もありますが、乳がんについては現在「アルコールの摂取により発症リスクが増加することはほぼ確実である」とされています。ただ、アルコールによって楽しい時間を得られる面もあり、乳がんにならないために一生禁酒というのも極端かと思います。

診療科紹介／チーム医療を推進し、安心・安全な医療へ

最新のがん薬物療法を高水準で行う

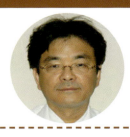

がん化学療法科長
加藤 誠之

がん化学療法科

全国有数の消化器系がん薬物療法の治療経験

　がんを薬で治そうという試みは、1940年代から実用化され、70年余りの歴史がありますが、当初は副作用も強いものでした。それは、当初の抗がん剤が、毒物や抗生物質の中から選択されていたことが要因です。がんに効く薬の開発は、がん細胞の性質の理解とともに進化し、酵素化学の理解から5FUに代表される代謝拮抗剤の開発を生み、より副作用の少ないニュードラッグといわれる薬剤が1990年代に次々と用いられるようになりました。そして、21世紀に入り、分子標的薬と呼ばれる、主にがん細胞だけに働く薬剤が開発され、頻回の嘔吐、脱毛、白血球数が下がるなどの副作用から解放される時代となりました。

　当科は、次々と開発される新規薬剤を導入しつつ、制吐剤などの副作用対策、中心静脈ポートといって、安全に長時間の薬剤投与を可能にする器具の導入を図るなど、より副作用も軽く、最先端治療が受けられるように心掛けています。当科は、新外来棟1階にありますが、隣接して30床の外来化学療法室があり、快適に外来化学療法を受診してもらえるように施設面でも配慮しています（写真1）。岩手県内はもとより、隣県から通院されている患者さんもあり、全国有数規模の消化器系がんの薬物療法の治療経験があります。

進むがん薬物療法

　がん薬物療法の例を示します。「写真2」が膵臓がん、肝転移の方の治療例です。2015（平成27）年に国内で承認されたゲムシタビン＋ナブパクリタキセル療法を、承認後すぐに受けました。膵臓がんは、薬物療法が難しいがんだといわれていますが、原発巣も著明に縮小し、肝転移に至っては一部で消失に近い効果が得られています。幸い、副作用はごく軽度で、通院治療を行っています。むしろ病変が縮小することで、患者さん自身は、体調が良くなったとお話しされています。このように、国内で承認になった薬剤をいち早く導入することによって、素晴らしい効果が上がっている例も増えてきます。

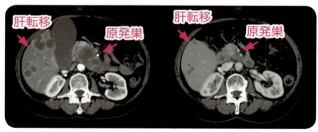

写真2　膵臓がん、肝転移の症例

　「写真3」は、胃がん、がんが腹腔内へ広がった状態（腹膜播種）で腹水のある方の治療例です。当科が紹介を受けた際には、患者さん自身から「もう余命いくばくもない、化学療法を受けなくてもいい」とあき

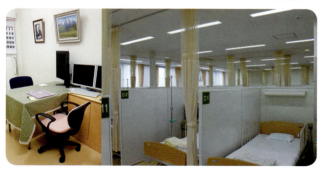

写真1　がん化学療法科（診察室・稲造ルーム〈左〉）と外来化学療法室（右）

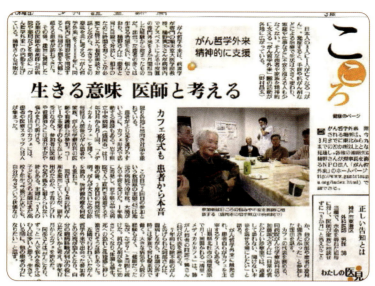

写真4　新渡戸稲造記念　メディカル・カフェ（2013年1月31日 読売新聞夕刊）

らめとも取れる発言が聞かれました。この患者さんの持つ抗がん剤のイメージは30年も前のこと。現在は進んだ治療があり、副作用も軽減されているという説明をしました。治療法も、腹水が多いこの患者さんのコンディションに合わせて、ティーエスワン＋ドセタキセル療法を選びました。結果的には、腹水の消失、原発巣の縮小により、体調もさることながら、精神的にも落ち着いて治療を受けられ、初診のときとは別人のように過ごされました。

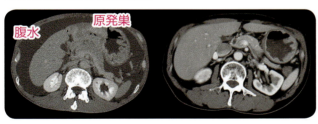

治療前　　　　　　　　治療後

写真3　胃がん、腹膜播種の症例

このほかにも、通常の検査では病変が指摘できない状態にまで改善した患者さんや、術前化学療法で病変が消失した患者さん、進行大腸がんで治療が奏功し、転移巣切除までも可能になった症例など、数多く経験しています。

がん治療中の不安や悩みを語り合う場

がん薬物療法を受けられる方は、共通して死への恐怖、離別の寂しさ、ご自身の人生にどのような意味があるのかなど、今までの人生とは隔絶した心の変化を経験されます。このような問題は、抗がん剤治療によって、ひと時の間、心の片隅に追いやることができても、癒されるものではありません。当院では、当科が中心となって、新渡戸稲造記念・メディカル・カフェを月1回開設し、がん治療中の不安や悩みを、患者さんや家族、医療者がお茶を飲みながら語り合う場を設けています（写真4）。最新の治療を、充実した施設・環境で提供することと、「病気であっても病人ではない」という気持ちを胸に、皆さんの通院・治療をサポートしています。

医療コラム

抗がん剤治療は何のため？

この質問をすると、患者さん・家族でも、医療関係者でも、「延命のため」と答えるそうです。しかし、延命が本当の目的とは言いきれません。世の中には、お金や健康のように、使うことによって価値が生じるものがありますが、お金は使い方によっては悪いことさえ起きます。延命も、お金がそうであるように、それをどう使うか……どのように生きるかということが重要なのでしょう。こう考えてくると、がんという病気は、人を哲学者にするのかもしれませんね。

診療科紹介／チーム医療を推進し、安心・安全な医療へ

切らずに治す
――がんの放射線治療における最新技術

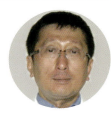

診療部次長兼
診療部放射線治療科長
松岡 祥介(まつおか よしすけ)

放射線治療科

年間約500人に放射線治療

　放射線治療は手術、抗がん剤とともにがん治療の3本柱の1つです。切らずに治療ができ、臓器の機能を残せることが大きな特長です。患者さんの苦痛、負担が少なく、状態の良くない患者さんや高齢の方も受けることができます。国内では放射線への漠然とした不安感がありますが、安心して受けられる治療です。治癒をめざす以外にも延命や、疼痛(とうつう)などのがん症状の緩和としても用いられています。当科は年間、約500人の治療を行っており、さまざまながんに対して施行しています。院内がん患者さんの約4人に1人が当科を訪れます。

　放射線治療は19世紀末、X線発見の翌年に行われ、その後の発展の多くは機器や技術の進歩によるものといえます。近年の特筆すべき進歩は高精度化です。がん病巣に正確に多くの放射線を照射し、一方、周辺組織の線量を減らすことで、より副作用を少なく、より治療効果を高めることをめざすものです。これは、コンピューター、デジタル医用画像、治療計画装置や照射装置の進歩によります。CT画像上に体内、がん病巣の線量を正確に表示でき（線量分布）、約20年前から治療計画の標準となっています。これにより緻密な照射が可能となり発展の基礎となりました。

最新式の外部放射線治療装置を導入

　当院では2015（平成27）年9月1日から新しい放射線治療装置の稼働を始めました。これは最新式の外部放射線治療装置（リニアック、体の外から放射線を照射する装置、写真1上）で、より正確かつ効率的に治療を行えます。この機種は東北で2番目に導入されました。ビームの形状を決める装置（マルチリーフコリメータ）が精巧で、照射野をがん形状に細かく設定できます。治療台上で、位置確認の画像（CTなど）を鮮明に撮影でき、それを基に六方向に動く治療台が患者さんの位置、姿勢を正確に自動補正します。照射中の呼吸運動のモニターを利用した照射が簡便に行

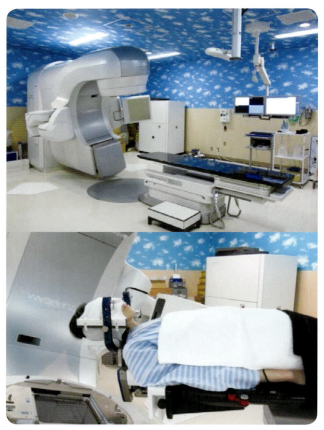

写真1
上／新しく導入された外部放射線治療装置（リニアック）
下／脳転移の定位放射線治療。いわゆるピンポイント照射

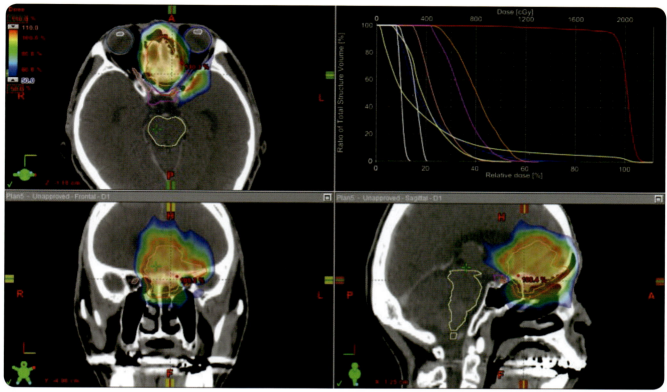

写真2　脳腫瘍のIMRT（強度変調放射線治療）線量分布図
照射線量が腫瘍の立体的形状に一致してしています

え、また、線量の出力を高めることで短時間のうちに照射でき、装置自体のデジタル化によって操作も早くできます。これらの機能を駆使して治療を行います。

さまざまな高精度放射線治療

当院での高精度放射線治療を紹介します。IMRT（強度変調放射線治療）は立体的な腫瘍の形に合わせて放射線を照射するもので、照射中にコンピューター制御によりビームの形状を複雑に変化させ照射します。望ましい治療条件をコンピューターに与え、照射方法を計算させます。当院では前立腺がんのIMRTを多く行っています（年間約60人）。そのほか、脳腫瘍にも実施しており、ほかのがんのIMRTも計画中です（写真2）。

定位放射線治療はいわゆるピンポイント照射といわれるもので、病変に対し高精度で多方向から放射線を集中して当てる治療法です（写真1下）。脳定位放射線治療は、頭蓋内の病変に対し高線量を病巣に集中

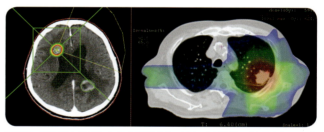

写真3　脳転移と肺がんの定位照射（ピンポイント照射）の線量分布図／線量ががん病巣に集中しているのがわかります

する一方、重要な神経組織の線量を低くします。転移性脳腫瘍を中心にほかの脳腫瘍も行っており、年間30～40人の患者さんに行っています。

体幹部定位照射とは胸部や腹部の病巣に対して脳と同様に放射線を集中する照射法で、呼吸運動をモニターし、その情報を利用して行います。小さな肺がんと肺転移を対象に実施しており、これまで50人以上の患者さんに行っています（写真3）。当院では放射線治療専門技師、放射線治療品質管理士、医学物理士といった専門スタッフが放射線治療の技術、物理に携わっています。

最新技術を紹介しましたが、病状によって通常の放射線治療も効果があることを知っておいていただきたいと思います。

診療科紹介／チーム医療を推進し、安心・安全な医療へ

がんの痛みで悩ませない

緩和ケアチーム

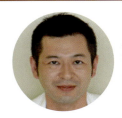

感染管理部次長兼
消化器外科医長
村上 和重
(むらかみ かずしげ)

　日本人の死亡原因の第1位は「がん（悪性新生物）」です。現在、3人に1人ががんで亡くなっており、100人に1人ががん医療を受け、日本人の2人に1人ががんになる、ともいわれています。あなた自身やあなたの大切な方も、がんで悩んではいませんか？

「緩和ケア」とは？──がん治療と一緒に始める体や心の痛みを和らげるケア

　がん患者さんやその家族は、がんと診断されたとき、治療の経過中、あるいは再発や転移が分かったときなど、さまざまな場面でつらさやストレスを感じます。

　「緩和ケア」とは、重い病を抱える患者やその家族一人一人の身体や心などの様々なつらさを和らげ、より豊かな人生を送ることができるように支えていくケアのことです（特定非営利活動法人日本緩和医療学会「市民に向けた緩和ケアの説明文」）。

　「緩和ケア」という言葉に、「がん治療ができなくなった方への延命治療」「いわゆるがんの末期に受けるもの」といったイメージをお持ちの方もまだまだ多いようですが、緩和ケアは、これからがんと向き合うがん治療の初期段階、つまりがんと分かったときから行う（図1）、身体的・精神的な苦痛を和らげるために、がん治療と一緒に受ける治療やケアの総称です。

　緩和ケアを受けることで、
- がんの治療中に経験する苦痛を伴う症状が緩和され、治療に積極的に取り組む力や勇気が湧いてくる
- 患者さんや家族の不安や心配事など心のつらさが癒される
- 社会的・経済的不安が軽減される

など多くのメリットがあります。

がんの痛みと緩和ケア──がんの痛みを我慢しない

　がん患者さんは、がん自体の症状に加えて、痛み・だるさなどのさまざまな身体的な症状や、気持ちの落ち込み・孤独感などの精神的な苦痛を経験します。特にがんの痛みは、多くの患者さんが抱えるとてもつらい症状の1つです。痛みを我慢したり、そのままにしておくことは、気持ちのつらさの原因にもなります。

　しかし近年、新しい薬剤や治療法が開発され、がんの痛みは治療できる症状となってきました。がん患者さんの痛みの90％以上は、治療によって抑えることができるといわれています。痛みをしっかり抑えることは、自分らしく生活していく上で大事な要素です。緩和ケアでは、痛みを取り除くことをまず第一に考えます。

　痛みの治療には、痛み止めの薬を使う、神経ブロックの処置をする、痛みの部位に放射線治療をする、心の不安を軽減するなど、さまざまな方法があります。痛み止めの薬には、一般的な鎮痛薬のほか、モルヒネをはじめとする医療用麻薬を使います。飲み薬のほかに、注射や座薬、貼り薬もあり、薬を飲むことができない場合でも心配はいりません。医療用麻薬は適切に使用すれば、安全かつ非常に効果的です。

　当院は、経験豊富なペインクリニック科、放射線治療科、精神科などの各専門医と連携しながら、それぞれの患者さんの痛みの状況に合わせて、これらの痛みの治療を患者さんと対話しながら進めていきます。

　我慢せず、遠慮せずに、あなたが感じる痛みを教えてください。

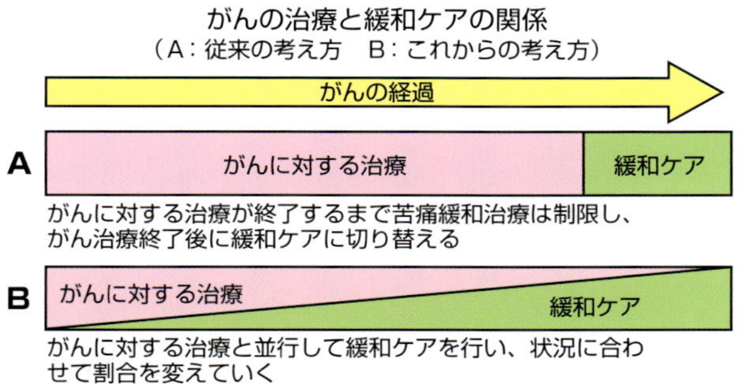

がん情報サービスのホームページをもとに作図

図1　緩和ケアを受ける時期

緩和ケア研修会修了者は右記のようなバッジをつけています

緩和ケア.netのホームページをもとに作図

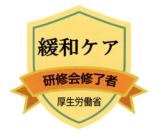

図2　緩和ケア研修会修了者バッジ

当院の「緩和ケアチーム」——がん治療支援チーム

緩和ケアは、医師、看護師、薬剤師、管理栄養士、リハビリテーションスタッフ、医療ソーシャルワーカーや臨床心理士など、多くの職種がチームとなって、がん患者さんと家族の苦痛の軽減と療養生活の質（QOL）の維持向上をめざします。

当院でも「がん治療支援チーム」という名の緩和ケアチームが、患者さん自身や家族からの要望や、担当医や看護師からの依頼を受け、各専門分野のスタッフが連携して、外来、入院を問わず日々積極的にかかわっています。また、週１回、チームに依頼のあった入院患者さんを対象に、カンファランスや回診も行い、顔の見える活動や支援を心掛けています。

当院には、残念ながら専門の「緩和ケア病棟（ホスピス）」はありませんが、一般の病棟で提供できる最大限の緩和ケアをモットーとしています。がんの終末期から最期のときまで、家族とともに過ごす患者さんのための有料個室を、少ないながら10床完備しています。また、緩和ケア病棟のある病院や地域の病院への転院、在宅訪問診療や訪問看護など、患者さんや家族のニーズに応じた療養の場が選択できるよう、密な連携で切れ目のない緩和ケアの提供を行っています。

当院をはじめとする全国のがん診療連携拠点病院では、がん診療に携わる医師の緩和ケア研修会の受講が定められています。当院医師の受講率は既に８割以上で、東北でもトップクラスです。緩和ケア研修会修了の証しとなる金色のバッジ（図２）を白衣に付けた、基本的な緩和ケアの知識や技術を習得した医師が当院にはたくさんいます。専門の資格を持った看護師も各部署に在籍しています。

がんと分かったときから、あなたと家族の体や心の痛み、つらさに耳を傾け共有します。当院では全ての医師や看護師が対応しますので、まずは伝えてください。「がん治療支援チーム」も、依頼があればいつでもさまざまな場面で幅広く対応します。医学的側面だけでなく、仕事や生活上の不安、治療費の悩み、療養の場所やこれからの過ごし方なども、話し合いながら一緒に考え可能な限り支援します。

最後まで、患者さんが前向きに自分らしく生きていけるよう、あなたらしさをチームや医療スタッフが一丸となって支えます。

医療コラム

「医療用麻薬」Q & A

Q 麻薬を使うと中毒になりませんか？

A 不安を覚える方もいると思いますが、医師の指導のもとで適切に使用する医療用麻薬は安全かつ効果的で、量が増えても中毒を起こすことはありません。

Q 麻薬を使うと死ぬのが早くなるのでは？

A 医療用麻薬の使用量と余命には、関連のないことが分かっています。

Q 麻薬を使うということは末期ですよね？

A これも誤解です。痛みはがんの経過のいずれの時期にも生じます。がんの早期でも痛みの強さに応じて麻薬を使うことで、症状やつらさが緩和され、QOLの向上が期待できます。

Q 副作用はないのですか？

A 吐き気や眠気、便秘などが出る場合がありますが、ほとんどは予防や治療ができるので、安心して痛みの治療を受けられます。

診療科紹介／チーム医療を推進し、安心・安全な医療へ

がん診療を陰で支える
―― 病理診断

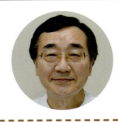

副院長兼
病理診断センター長
佐熊 勉
（さくま つとむ）

病理診断科

病理診断とは？

病理診断とは、患者さんの体から採取された細胞や組織（臓器・皮膚などの一部）を顕微鏡で観察して良性か悪性かを診断することです。

細胞や組織の採取は外科や内科の臨床医が行いますが、採取した検体は病理検査室で標本（プレパラート）にされ、それを顕微鏡で観察して病理診断を行うのが病理医です。病理診断は患者さんの治療方針の決定に役立てられます。普段、病理医は患者さんと直接対面することはありませんが、病理診断という形で診療に大きくかかわっています。

がん診療にかかわる病理診断（検査）の種類は検体の採取方法から、細胞診、組織診断、術中迅速診断に分けられます。

細胞診断（細胞診）

喀痰、体腔液や病変部から採取された細胞を顕微鏡で観察する方法で、患者さんへの侵襲（負担）が比較的少ない検査です（写真1）。細胞の採取方法によって塗抹細胞診、穿刺吸引細胞診、擦過細胞診といった種類があります。塗抹細胞診は喀痰や胸水、腹水、尿、胆汁、膵液などの中に含まれるがん細

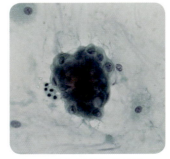

写真1　細胞診（肺がん、腺がん）

胞などを観察します。穿刺吸引細胞診は乳腺、甲状腺などの腫瘤に細い針を刺して吸引採取された細胞を観察します。擦過細胞診は検査する部分から綿棒やブラシで細胞を擦り取って検査する方法で、婦人科細胞診はこの方法が主流です。

組織診断

検体の採取方法によって生検組織診断と手術摘出検体の組織診断があります（写真2）。生検組織診断は生検針、鉗子、切開などで採取した組織（病変や腫瘍の一部）を顕微鏡で観察します。内視鏡で胃、大腸、肺の一部を採取する方法や、乳腺、皮膚、リンパ節の一部を採取する方法、婦人科領域、泌尿器科領域など多くの組織が対象となります。手術で取り出された検体の組織診断では、がん病変の広がりや悪性度、がんの残存や転移の有無などについて顕微鏡で観察し、診断します。特殊な染色を行う場合もあります。手術後の化学療法や放射線治療の適応など治療方針決定にかかわってきます。

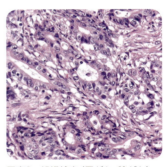

写真2　組織検査（胃がん、腺がん）

また、近年は分子標的治療薬が開発され、その有効性、適応をみるため

写真3　免疫組織化学（乳がん、HER2）

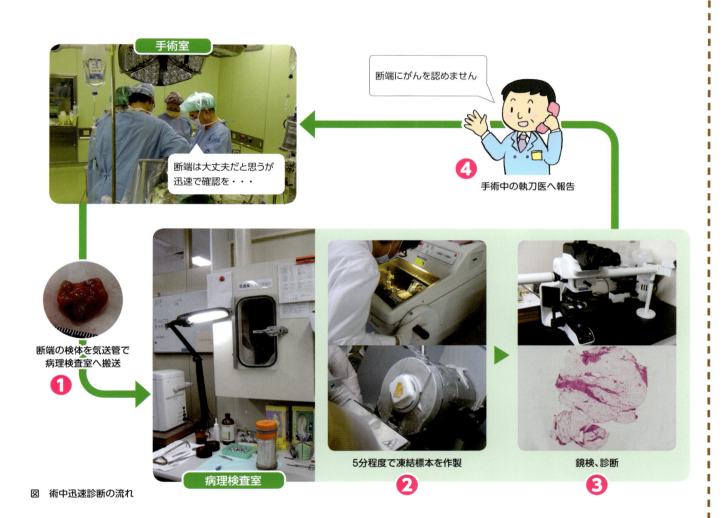

図　術中迅速診断の流れ

に組織検査が必要とされています。乳がんではがん細胞のホルモン受容体のほかに、ハーセプチンという分子標的治療薬の有効性を判定する組織検査（HER2、写真3）がありますが、そのほかの肺がん、悪性リンパ腫、大腸がんなど多くの領域で分子標的治療薬が開発され、必要な組織検査が増えてきています。

術中迅速診断

病変が体の深いところにあるために術前に組織診断できなかった病変の病理診断、切除断端部のがんの有無やリンパ節転移を手術中に診断するものです。術中迅速診断は、検体が提出されてから凍結標本を作製し、10分ほどで病理診断を手術室の執刀医に報告します（図）。

病理標本の作製過程には機械化が進んできたとはいえ、技術を要する多くの手作業があります。特殊染色や免疫染色の種類も多く複雑な面もありますが、標本作製を行う臨床検査技師と診断を行う病理医が協力しながら、精度の高い病理診断を心掛けています。

診療科紹介／チーム医療を推進し、安心・安全な医療へ

白血病、悪性リンパ腫、多発性骨髄腫などの治療

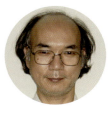

医療情報管理部長兼
医療情報管理室長
宮入 泰郎
(みやいり やすろう)

血液内科

血液内科の診療とは

血液は赤血球や白血球、血小板という固形成分と、血漿(けっしょう)という液性成分から成り立ち、その異常によって生じる疾患を血液内科が担当しています。赤血球の減少が貧血と呼ばれる状態であり、その原因はさまざまです。血小板は出血を止める役割を持ち、その減少は出血を招きます。また白血球の減少は感染症の危険を招きます。このような状態を招く原因はさまざまで、血液検査だけではなく、時に血液の工場である、骨髄(こつずい)の検査を行い、診断を確定します。

県南、県北、沿岸地域からも来院

当科では、数多い血液の疾患の中で、造血器腫瘍(しゅよう)(血液のがん)である、白血病、悪性リンパ腫、多発性骨髄腫といった疾患を中心に、診療を行っています。これらの疾患は、外科的手術で根治をめざす通常のがんと異なり、抗がん剤の治療が標準的な治療方法で、病気によっては、抗がん剤治療で完治を得られる場合もあります。

現在、盛岡保健医療圏で、血液内科の専門診療を行っている施設は、岩手医科大学附属病院を中心に盛岡赤十字病院、そして当院、岩手県立中央病院です。県内でも、血液の専門診療が可能な病院は限られ、そのため当院へ、県南、県北、沿岸からも来院、入院しています。白血病や悪性リンパ腫といった疾患では、近隣の医療施設を経て、当院へ紹介される場合が多く、また、健康診断などで異常を指摘され、来院する患者さんも少なくありません。白血病の治療は、その病気のタイプによって異なりますが、急性白血病の場合、入院での治療が必要となります。

一方、悪性リンパ腫や、多発性骨髄腫の治療は、近年、外来治療が基本になってきており、当院でも、通院での治療を行っています。遠方の患者さんの負担は少なくありませんが、極力、地元の病院と連携を取り、負担の軽減に努めています。

また、骨髄移植を代表とする造血幹細胞移植は、疾患によっては有力な治療法ですが、ほかのドナーから提供を受ける同種移植と、ご自身の造血幹細胞を用いる自家移植に大別されます。現在、岩手県内で、同種移植が可能な施設は、岩手医科大学附属病院だけで、その負担は年々大きくなっています。当院では自家移植は可能ですが、残念ながら、同種移植はまだ困難な状況です。同種移植が適応の患者さんへは、岩手医科大学附属病院をはじめ、移植可能な施設を紹介し、紹介先の病院で移植後、再度当院へ通院してもらっています。

現在、血液内科の診療スタッフは4人が担当しています。常時、外来・入院患者さんが多く、可能な限り、迅速に対応するよう努力しています。安定化した患者さんや疾患の種別によっては、ほかの施設へ紹介もしています。

診療科紹介／チーム医療を推進し、安心・安全な医療へ

生活習慣病を予防して、健康寿命を延ばす

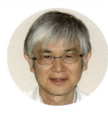

参与兼
沼宮内地域診療センター長
川村 実(かわむら みのる)

生活習慣病

生活習慣病って、何？

　生活習慣病とは医学事典にある病気名ではなく、生活習慣が発症と進行に関与する一群の疾患（表）を総称した行政用語です。歴史的背景も加えて生活習慣病の説明をします。今では飢餓で亡くなる人は非常にまれとなりましたが、江戸時代までは多くの人々は飢餓や栄養失調による感染症で亡くなり、その頃の平均寿命は約40歳だったそうです。

1) がん	6) 高血圧	11) 骨粗鬆症
2) 脳卒中	7) 糖尿病	12) 歯周病
3) 心筋梗塞	8) 脂質異常症	13) 痛風
4) 肝臓病	9) 肥満	14) アレルギー
5) 動脈硬化	10) メタボリック症候群	

表　生活習慣病に含まれる病気

　国内では1920（大正9）年から国勢調査が始まり、現在までの平均寿命が「図」に示されています。明治時代からの機械化（産業革命）によって生産性が向上した結果、生活も豊かになり、衛生面でも改善され、医学も進歩した結果、この100年間で平均寿命が2倍も延びてきました。1950年代に平均寿命も60歳となり、がん、心筋梗塞(しんきんこうそく)、脳卒中が死因の上位を占めるようになり、行政ではこの3疾患を三大成人病と呼称して各県に成人病センターを設立し、その対策に着手しました。その研究の結果、これらの病気の発症には食事、運動、喫煙などの生活習慣が大きく関与し、その生活習慣改善が病気の発症予防や病気の進行を防ぐことが判明しました。

　そこで国内では1996（平成8）年に成人病を生活習慣病と改名しました。今回、取り上げた生活習慣改善6項目は生活習慣病発症を未然に防ぐために特に重要であり、本書ではそれぞれの問題に日頃からその対策の指導をしている専門家がその改善のコツを述べています。皆さんの日常生活に取り入れて、単に長生きするだけではなく、健康寿命を延ばす参考にしてください。

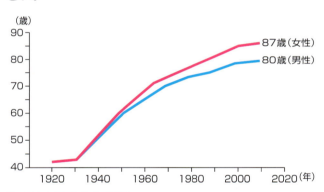

図　日本人の平均寿命の推移（厚生労働省「人口動態統計」をもとに作図）

医療コラム

救急医療科長兼総合診療科医長　須原 誠(すはら まこと)

健康寿命とは

　平均寿命とは別に「健康寿命」という言葉があります。日常生活に制限のない期間のことを指し、健康で自分のやりたいことを行え、行きたい場所に行き、会いたい人に会える状態です。単に寿命を延ばすのではなく、健康に長生きすることを重視する考え方に基づき、世界保健機関（ＷＨＯ）が2000年に提唱しました。

診療科紹介／チーム医療を推進し、安心・安全な医療へ

ダイエットのコツ

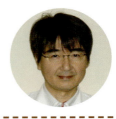

健康管理科長兼
総合診療科医長
大和田 雅彦
（おおわだ まさひこ）

生活習慣病

食事を減らし、運動を増やす

　肥満は糖尿病や高血圧の原因であり心臓病や脳卒中と深くかかわっています。健康ためには適正な体重を保つことが大切です。しかし、これは大変難しいことです。この項では最近の研究成果も加えダイエットのコツについて述べたいと思います。

　個々の適正な体重はBMI（Body Mass index）を用いて計算します。BMIは、体重（kg）÷身長（m）の二乗で求められ、最も病気になりにくい値22を理想体重とします（図1）。糖尿病などの病気になりやすい25以上を肥満としています。この基準を用いると現在の日本では男性の3割、女性の2割が肥満に該当します。また逆に低体重（やせ）も健康を害する可能性が高まるため、BMI 18.5〜25が健康的で適正な体重となります（図2）。肥満に関して岩手県の状況はどうでしょうか。「図3」を見てください。岩手県を含めた東北地方は肥満者の多い地域であることが分かります。

　個々の体重は摂取エネルギーと消費エネルギーのバランスによって決まります。余分なエネルギーは脂肪として蓄積され、足りないエネルギーは脂肪が燃焼して補います。その脂肪は1kgで7000キロカロリーのエネルギーに相当します。7000キロカロリー分の

BMI = 体重kg÷（身長m）²

判定	BMI
低体重（やせ）	18.5未満
適正体重	18.5以上　25未満
肥満度（1度）	25以上　30未満
肥満度（2度）	30以上　35未満
肥満度（3度）	35以上　40未満
肥満度（4度）	40以上

図1　BMI判定

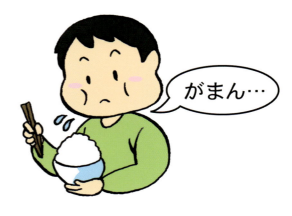

図2　BMI値と死亡率の関係

肥満度と死亡率はU字型の関係にある
厚生労働省研究班の多目的コホート研究より

	女性	男性
1位	沖縄県	沖縄県
2位	青森県	北海道
3位	徳島県	徳島県
4位	宮城県	青森県
5位	福島県	秋田県
6位	茨城県	茨城県
7位	栃木県	三重県
8位	大分県	千葉県
9位	秋田県	栃木県
10位	岩手県	岩手県

社会保険庁『政府管掌健康保険生活習慣病予防健診受診者におけるメタボリックシンドロームリスク保有者について』より

図3　BMI25以上の割合

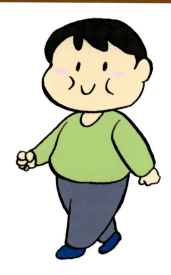

食事を我慢すれば体重が1kg減ります。ちなみにご飯1膳は約160キロカロリーですから1日1膳分を我慢すると1か月で約0.7kg、1年で約8kg体重が減ることになります。

また消費エネルギーを7000キロカロリー増やしても脂肪が1kg燃焼され、その分、体重が減ります。30分の散歩で消費するエネルギーは約50キロカロリーなので、30分の散歩習慣5か月で体重が1kg減ることになります。ダイエットの方法はいろいろありますが、その基本は食事を減らし運動を増やすことに尽きます。

朝食はしっかり、夕食は軽めに

次に、食べ方の工夫について述べたいと思います。食事回数を減らし1回の摂取カロリーを増やすと脂肪が蓄積しやすくなることが知られています。1日2食よりは1日3食がダイエットに有利です。また3食のカロリー配分もダイエットの効果に影響します。朝、昼、夕のカロリー配分が2：3：5と夕食にたくさん食べる人と、逆に5：3：2と朝食に比重をおく人とでは合計のカロリーが同じでも、後者の方が倍の速度で体重が減るとの研究データがあります。また夜勤のある職業の方はどうしても太りやすいというデータもあります。カロリーが同じでも不規則な食事では脂肪として蓄積しやすいのです。

栄養素とダイエットについて述べたいと思います。近年、低炭水化物食と低脂肪食の体重減少効果について数多くの研究報告が発表されています。以前は、高脂肪食が肥満の原因とされていましたが、炭水化物の取り過ぎに視点が移りつつあります。炭水化物とは甘いものだけでなく、ごはん、パン、麺なども含まれます。炭水化物は血糖値を上げ、肥満ホルモンであるインスリンの分泌を高めて脂肪の蓄積を促すのです。これを逆手にとったのが低炭水化物ダイエットです。低炭水化物食によってインスリン分泌は低く抑えられ、体脂肪は常に燃焼（分解）されます。寝ている間も、食事中でさえも脂肪の燃焼が持続します。低炭水化物ダイエットの長期的な効果については、まだ決着がついていませんが、少なくとも短期的には非常に有効な方法であることが多くの研究で実証されています。

以上からダイエットのコツをまとめますと、「規則正しい生活をする」「運動の習慣を身につける」「1日3食、朝食はしっかり、夕食は軽めにする」「脂肪の取り過ぎや炭水化物の取り過ぎに注意しバランスの良い食事をする」ことです。自分に合った方法を日常の生活の中に組み入れて、長く継続することが大事だと考えます。いつも念頭にあれば必ず成果は出ると思います。頑張ってください。

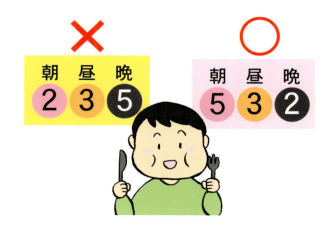

診療科紹介／チーム医療を推進し、安心・安全な医療へ

減塩のコツ
——身近なことから見直そう

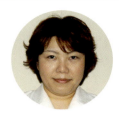

総合診療科医長
橋本 朋子
はしもと ともこ

生活習慣病

塩分摂取量は1日7〜8gまで

　生活習慣病の1つに「高血圧」があります。高血圧は脳卒中や心臓病、腎臓病など命にかかわる病気の主な原因で、これらの病気になる確率は、高血圧の患者さんは正常の血圧の人より3〜8倍高くなるといわれています。実際、岩手県は昔から脳卒中死亡率が全国的に高く、2010（平成22）年にはワーストという残念な結果を残しています。この高血圧の原因に「塩分の取り過ぎ」がありますが、最近では食塩（塩分）の取り過ぎそのものが病気の原因になり、さらには胃がんの原因にもなるといわれています。

　最近の岩手県民の1日の食塩摂取量は約11gまで減っていますが、日本では1日7〜8g未満が目標といわれており、もう少し減塩することが望まれます。例えば、梅干し1個1〜2g、焼き魚約3g、みそ汁1杯約2g、ラーメンやうどんは汁まで飲むと約6g（麺と具材だと約2g）です。朝夕、みそ汁を飲むだけで、1日の半分以上の塩分を取ってしまうことになります。

減塩のコツ6か条

　減塩のコツとして以下の6つがあります。

1. 塩分量を意識する
　食品中食塩量の記載が義務化されており、容易に確認することができます。

2. 旬の良質な食材を選び、食材のうま味を味わう
　余分な調味料を使わなくても十分おいしく食べられます。

3. 出汁を使うこと
　特に、和食は食塩量が多くなりがちです。出汁のうま味を利用することで減塩が可能です。

4. 味は表面に付けること
　かけしょう油や煮込みは塩分がしみこみ摂取量が多くなりがちですが、例えば、小皿にしょう油や塩を少量入れて、付けて食べる、料理の仕上げに風味付けに少量のしょう油を入れる、ごま油でコクを加える、など直接舌に触れるように調理すると味を濃く感じます。

5. 外食や加工品を控える
　忙しいときのサポートには欠かせませんが、外食や加工品は既に味が濃いめなので、さらに調味料を使わないようにしましょう。また、麺類やみそ汁の汁を残すことも有効です。

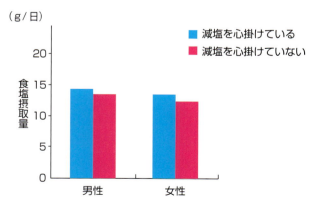

Hashimoto T. et al. Intern Med 47: 399-403, 2008

図2　当院人間ドックでの減塩についての調査（2001〜2003年）

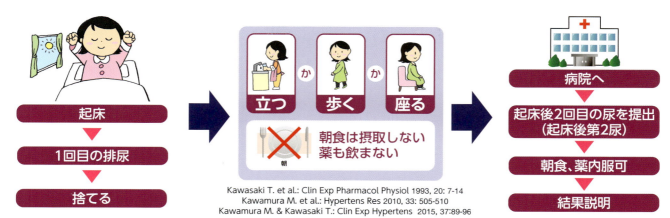

図1　起床後第2尿法の検査方法

Kawasaki T. et al.: Clin Exp Pharmacol Physiol 1993, 20: 7-14
Kawamura M. et al.: Hypertens Res 2010, 33: 505-510
Kawamura M. & Kawasaki T.: Clin Exp Hypertens 2015, 37:89-96

6. 自分の塩分摂取量を知る

　最近、起床後第2尿法（図1、医療コラム参照）という食塩摂取量を簡単に、しかも正確に測定できる方法があります。

　「普段から減塩している」という患者さんの塩分量を測定すると1日20gを超えているケースがしばしばみられます。私たちは減塩を心掛けている人と心掛けていない人の間には塩分量には大きな差がないことを報告しています（図2）。当院や県内の一部の医療施設でも検査が可能なので、希望者はかかりつけ医、または当院総合診療科に相談してください。高血圧患者さんだけでなく全ての方に塩分の適量摂取が勧められています。自分だけでなく、家族の健康のためにも、適度な食塩摂取を心掛けましょう。

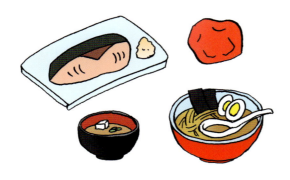

医療コラム

副院長兼地域医療支援部長兼腎臓・リウマチ科長
相馬　淳（そうま　じゅん）

塩と人類

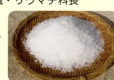

　地球の歴史上、最初の脊椎動物、つまり人類の祖先はアランダスピスという海で誕生した魚類です。海に適応していた祖先が、天敵に追われ川に逃げ込んでいきますが淡水に適応するために体内機構の変革が求められました。陸上では塩分を取ることが難しく、飢餓や外敵との戦いでのけがも多く、血圧を保ったりショックから立ち直るために塩分を効率的に体内に留めておく必要が生じたのです。

　そこでできたのが腎臓を中心とする、レニン・アンギオテンシン系という塩分保持・血圧調節機構でした。しかし、塩分を取り過ぎるとそれを排泄する腎臓の負担が大きくなって障害され、適切な血圧でいられなくなりました（高血圧）。つまり、私たちの祖先が、生命維持のために獲得した体内機構が逆に塩分の取り過ぎで生命を脅かすという皮肉な結果となったのです。

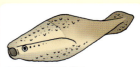

アランダスピス
最初の魚類、脊椎動物
4.8億年前誕生、10cm程度
海底の泥の中の微生物を摂食

総合診療科レジデント
橋本　洋（はしもと　よう）

起床後第2尿法

　塩分を摂取すると、ほぼ全量の塩分が尿から排泄されます。このことを利用して今までは24時間蓄尿から1日塩分量を推定していましたが、蓄尿は患者さんには煩雑であるため研究目的以外では行っていませんでした。起床後第2尿法は、蓄尿せずに起床後2番目に出た尿を採取するだけで、1日の塩分摂取量を正確に推定できる方法です。

診療科紹介／チーム医療を推進し、安心・安全な医療へ

運動習慣を身につけるコツ

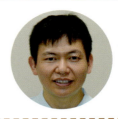

主任理学療法士
藤井 光輝(ふじい こうき)

生活習慣病

運動を続けるコツ5か条

生活習慣病の改善で運動習慣を身につけることが大切なことだとよくいわれています。では、どのような運動をすればよいのか、長続きするコツを述べることにしましょう。

一般に日常生活の中で、運動を取り入れることは難しいことです。まずは、意識が運動に向くことが必要です。心の中で「運動しよう」と思っていても、なかなか行動には移せない――皆さんが日頃感じていることでしょう。行動を起こすためには、意識づけとして記録を残す「日記（日誌）」の活用です。日記帳や手帳、カレンダーでも良いでしょう。内容や印をつけたり、短い期間や長い期間での目標設定も運動継続のコツとなります。

1. 運動の目的を知る

現状での日常生活にプラスして①積極的に体を動かすこと②筋肉をつける運動を行うこと③軽めの運動を継続すること、①～③について習慣化することが大切です。体に入る摂取エネルギーよりも消費エネルギーを増やすことを意識づけることで、筋力が増強し減量や生活習慣病の予防と改善につながります。

2. 運動の内容を決める

日常生活にプラスして運動を増やすには、「乗り物よりも歩くことを意識づける」「階段を利用する」「用事を人に頼まず、自分で行動する」など、体を動かすことを意識する内容を継続することが大切です。その上で運動習慣と

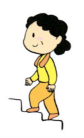

してウォーキングやジョギング、サイクリング、水泳も良いでしょう。息切れするような運動より、呼吸を十分に行えるややきつい運動が効果的といわれています。身近で簡単にできる筋力をつける運動として、

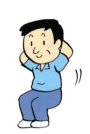

ハーフスクワット（両方の太ももや腰の筋肉を鍛える）やヒップエクステンション（太ももの裏側とおしりの筋肉を鍛える）、いすに座ったままで両膝を持ち上げる（腹筋を鍛える）、腕立て伏せ（胸と腕の筋肉を鍛える）があります。まずは、5～10回行い、回数を徐々に増やしていくことをお勧めします。

3. 運動時間を決める

継続する運動になるには、「これなら自分には継続してできそうだ」という時間を取り入れてください。1日5分から始めても構いません。夏場においては、熱中症もあるため、水分摂取後に行ってください。

4. 運動の成果を残す

毎日の運動成果を記録に残すため、日記（日誌）をつけましょう。手帳やカレンダーでも構いません。運動時間や体重を測り、成果を確認し、目標と照らし合わせることも大切です。

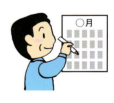

5. 健康診断などの結果から、健康の度合いを確認する

前回の健康診断結果を基に、運動習慣後の健康診断で、結果の数値を確認します。改善が少ない場合もあるため、運動内容を再検討することにもなります。

（厚生労働省ホームページ e-ヘルスネット〈公益財団法人結核予防会 新山手病院 生活習慣病センター長 宮崎滋〉を参考）

診療科紹介／チーム医療を推進し、安心・安全な医療へ

栄養バランスの取れた食事のコツ

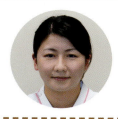

管理栄養士
秋本 佳代子

生活習慣病

健康食品の注意点

患者さんから「食生活を直すことが一番根気がいる。難しい！」と、よく聞きます。簡単に良くなりたいと思うと「サプリメントを飲めばいいのかな？」なんて安易に考えてしまいます。英語で「Supplement（サプリメント）」とは「補うこと、補足」という意味であり、飲めば良くなる「魔法の薬」ではありません。

・「健康食品」は「食品」です。しかし、「食品」であっても安全とは限りません。

・「健康食品」を大量に摂ると健康を害するリスクが高まります。

・ビタミン・ミネラルをサプリメントで摂ると過剰摂取のリスクがあります。

・「健康食品」は医薬品ではありません。品質の管理は製造者任せです。

・誰かにとって良い「健康食品」があなたにとっても良いとは限りません。

（平成27年12月　内閣府食品安全委員会より引用）

ご自身のために、大事な「栄養バランスの取れた食事のコツ」をおさえておきませんか？

「食生活指針」10項目

1. 食事を楽しみましょう。
2. 1日の食事のリズムから、健やかな生活リズムを。
3. 主食、主菜、副菜を基本に、食事のバランスを。
4. ご飯などの穀類をしっかりと。

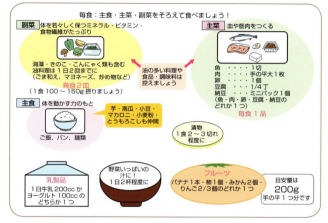

図　バランスの取れた食事

5. 野菜・果実、牛乳・乳製品、豆腐、魚なども組み合わせて。
6. 食塩や脂肪は控えめに。
7. 適正体重を知り、日々の活動に見合った食事量を。
8. 食文化や地域の産物を生かし、時には新しい料理も。
9. 調理や保存を上手にして無駄や廃棄を少なく。
10. 自分の食生活を見直してみましょう。

（平成12年3月　文科省、厚生省、農林水産省閣議決定より引用）

医療コラム

総合診療科医長
坂本 和太

カロリーオフ、糖質ゼロって？

実はカロリーが全くないわけではありません。法により定められた表記は以下のとおりです。

※飲料100ml当たりの表示基準

カロリー5kcal未満→ノンカロリー、カロリーゼロ

カロリー20kcal以下→カロリーオフ

糖質0.5g未満→無糖、ノンシュガー

糖質2.5g以下→微糖

きちんと理解し、飲み過ぎないよう注意にしましょう。

診療科紹介／チーム医療を推進し、安心・安全な医療へ

禁煙のコツ

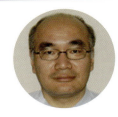

副呼吸器センター長兼
呼吸器内科長
宇部 健治(うべ けんじ)

生活習慣病

本人の本気度が何よりも大切

禁煙の理由は人それぞれだと思いますが、禁煙成功の最大の秘訣(ひけつ)は本人の本気度です。

そのためには、まずはいかに禁煙が大切か（喫煙のデメリット）について、しっかり理解することが大切です。

例えば、たばこを続けながら血圧やコレステロールの薬を飲んでいる方がいますが、それらの薬よりも禁煙の方が、心筋梗塞(しんきんこうそく)や脳卒中の発生率を下げられることを知っている人は多くありません。また、3次喫煙あるいは残留受動喫煙（壁や衣類に染み付いた化学物質が徐々に放出され、小さなお子さんなど周囲の人の健康に悪影響を与えること）について理解されている方もあまりいません。

禁煙の効果が現れるまで月や年の単位（ものによっては10年以上）が必要なものもありますが、血行の改善など数時間以内に現れるものもあり、禁煙に遅すぎるということはありません。

禁煙のコツ4か条

これらのことを理解した上で、以下のコツをご参照ください。

1. 禁煙開始日を設定し、それまでに自分の喫煙パターン（どういうときに吸いたくなるか）を把握しましょう。
2. 1人でこっそりと禁煙しようとせずに、家族や職場の同僚にも禁煙宣言することも大切です。子どもや奥さんなどへの面目もあり失敗しづらくなるため、職場でたばこを勧められることもなくなります。
3. 1本吸ったら即禁煙失敗ではないことを理解しましょう。自力で行う禁煙の場合、完全禁煙まで1本も吸わずに成功するのは、むしろ珍しいことです。
4. いわゆる禁断症状は数日から1週間程度がピークです。その時期以外、あめ玉やたばこ型禁煙グッズなど、たばこの代替え品に頼りすぎるのは、あまり勧められません。

とはいえ、喫煙習慣の本質はニコチンへの依存症であり、本人の意思だけでは禁煙が難しい方がいるのも事実です。その場合は、禁煙外来を利用するのも1つです（保険診療で行うにはいろいろな条件があります）。当院をはじめ、禁煙外来を開設している医療機関に相談してください。

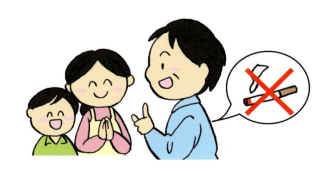

診療科紹介／チーム医療を推進し、安心・安全な医療へ

アルコールと上手に付き合うコツ

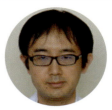

消化器内科医長
渡邊 崇（わたなべ たかし）

生活習慣病

大量の飲酒はあらゆる病気の原因

味や香りを楽しみながらのほどよい酔いは、心身をリラックスさせ、ストレスを緩和する効果があります。ほどほどの飲酒であれば、食欲増進、血行促進といったメリットがあります。

少量の飲酒が健康に良い一方で、大量の飲酒を続ける生活習慣は、さまざまな生活習慣病を引き起こします。脂肪肝、肝炎、肝硬変といった肝機能障害だけでなく、膵炎（すいえん）、糖尿病、高血圧、動脈硬化症、心臓疾患、脳血管障害など、全身のあらゆる病気の原因になるといっても過言ではありません（図）。がんについては、特に咽頭（いんとう）がん、口腔（こうくう）がん、食道がん、大腸がん、乳がんなどと大量飲酒との強い因果関係が指摘されています。

お酒の飲み過ぎでこれらの病気にならないように、日頃の飲酒を適量に保ち、定期的に健康診断を受けることが大切です。通常のアルコール代謝機能を持つ日本人では、節度ある適度な飲酒は、1日平均純アルコールで20g程度とされています。これは、だいたい、ビール中瓶1本、日本酒1合、酎ハイ（7％）350ml缶1本、ウィスキーダブル1杯などに相当します。

飲酒の留意点

また厚生労働省が推進する国民健康づくり運動「健康日本21」によると、次のようなことに留意する必要があるとしています。

1. 女性は男性よりも少ない量が適当である。

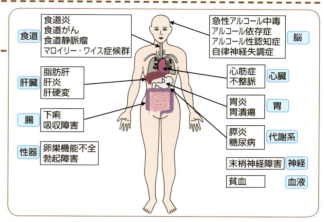

図　大量の飲酒で起きるさまざまな生活習慣病

2. 少量の飲酒で顔面紅潮をきたすなどアルコール代謝能力の低い者では通常の代謝能力を有する人よりも少ない量が適当である。
3. 65歳以上の高齢者においては、より少量の飲酒が適当である。
4. アルコール依存症者においては適切な支援のもとに完全断酒が必要である。
5. 飲酒習慣のない人に対して、この量の飲酒を推奨するものではない。

お酒は楽しい時間をさらに盛り上げてくれますし、心身ともにリラックスさせ、コミュニケーションを円滑にし、適量の飲酒は人生の良きパートナーとなります。社団法人アルコール健康医学協会の提唱する「適正飲酒の10か条」を参考にして、楽しくかつ正しくお酒と付き合っていくことができれば、アルコールに起因する生活習慣病を予防することができると考えられます（表）。

1. 談笑し 楽しく飲むのが基本です
2. 食べながら 適量範囲でゆっくりと
3. 強い酒 薄めて飲むのがオススメです
4. つくろうよ 週に2日は休肝日
5. やめようよ きりなく長い飲み続け
6. 許さない 他人への無理強い・イッキ飲み
7. アルコール 薬と一緒は危険です
8. 飲まないで 妊娠中と授乳期は
9. 飲酒後の運動・入浴 要注意
10. 肝臓など 定期検査を忘れずに

しない させない 許さない 未成年者飲酒・飲酒運転

（社）アルコール健康医学協会をもとに作成

表　適正飲酒の10か条

診療科紹介／チーム医療を推進し、安心・安全な医療へ

切らずに治す脳血管内治療

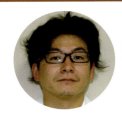

医療研修科長兼
脳神経外科医長
木村 尚人（きむら なおと）

脳神経外科

脳血管内治療とは

　脳神経外科の手術はと聞かれると、頭を開けられる、大手術をイメージする方が多いと思います。事実、私たち脳神経外科も実際にそのような手術を行っていますが、「脳血管内治療」という新しい治療によって、幾つかの病気は頭や首を切らずに血管の中から治療ができるようになっています。

脳動脈瘤に対するコイル塞栓術

　突然の頭痛や意識障害で起こるくも膜下出血は死亡率の非常に高い病気です。くも膜下出血の80％は頭の中にできるこぶ「脳動脈瘤」（写真1）の破裂によって起こります。破裂した脳動脈瘤を発見した場合には、72時間以内に脳動脈瘤の処置を行うことが勧められています。脳動脈瘤の処置には2つの方法があります。1つは歴史のある「開頭クリッピング術」、いわゆる頭を開けて脳動脈瘤を血管の外から処置をする方法。もう1つは1997（平成9）年から日本に導入された頭を切らずに血管の中から脳動脈瘤を処置する「コイル塞栓術」です。

　どちらの治療が適しているかは動脈瘤の形、場所によって判断しますが、治療道具の進歩によりコイル塞栓術で行える脳動脈瘤の幅は広がってきています。開頭クリッピング術の方が歴史もあり、確実だと思われがちですが、実は世界的な論文でどちらでも治療ができる脳動脈瘤に対して治療を割り振った場合、10年後どちらが自立して生存しているかで比べるとコイル塞栓術の方が多いことが分かっています。また、脳ドックなどで偶然見つかった脳動脈瘤もコイル塞栓術の対象となります。

頸動脈狭窄症に対するステント留置術

　脳梗塞の原因となる首の血管が細くなる頸動脈狭窄症（写真2）も血管内治療の対象の1つです。治療は大きく分けて3つあります。1つ目は血をさらさらにする薬による内科的な治療、2つ目は外科的に血管を切開して広げる「頸動脈内膜剥離術」、3つ目は脳血管内治療による血管の中から細い部分を広げる「ステント留置術」です。欧米で行われた大規模な臨床試験では症候性の70％以上の高度な狭窄に対しては、内科的治療単独よりも外科的手術を加えた方が脳卒中の発生を減らすことが示されました。またステント留置術と外科的治療を比べた試験では脳卒中の発症、合併症などの総合的な評価では同等となっています。

　当院では年間約120件の脳血管内治療を行っています。

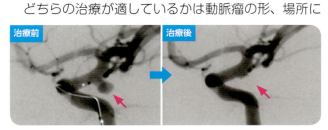

写真1　くも膜下出血の原因となる脳動脈瘤

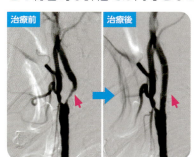

写真2
脳梗塞の原因となる
頸部内頸動脈狭窄

診療科紹介／チーム医療を推進し、安心・安全な医療へ

頭の治療に内視鏡
——臨床応用の広がりに期待

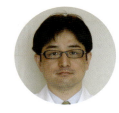

副脳神経センター長兼
脳神経外科医長
原 一志
（はら かずし）

脳神経外科

内視鏡手術のメリット、デメリット

通常、脳神経外科医は顕微鏡を使って手術を行います。

頭蓋内という閉じた空間内で顕微鏡下に操作を行うのは、双眼鏡を使って窓の外からのぞきながら部屋の中を片付けるようなものです。角度を変えればある程度の広さを見ることはできますが、より広い視野を得ようとすると壁を壊して窓を大きくしなければなりません。

一方、窓から部屋の中に顔を突っ込んで、懐中電灯で照らしながら作業をしようというのが内視鏡手術です。窓を大きく開けずとも、顔と照明の向きを変えることで部屋の中を見渡せます。また、対象物に寄ることができるので、細部まで鮮明に見ることも可能です。

その半面、窓に顔と照明を突っ込んでいる分、窓から入れられる道具が限られるし、出血などで空間が濁ると、即視界を全て失ってしまうという弱点も内視鏡手術にはあります。

神経内視鏡技術認定医は約500人

このような特性を踏まえて、脳神経外科領域では①脳室・嚢胞内手術②鼻腔、副鼻腔を介した頭蓋底手術③脳内出血をはじめとする頭蓋内血腫除去手術④顕微鏡手術中に、顕微鏡の死角を内視鏡でも見ながら操作を行う内視鏡支援手術⑤脊髄・脊椎手術の以上5分野で内視鏡が用いられています。

2014（平成26）年度には脳神経外科専門医は7000人を超えていますが、そのうち神経内視鏡技術認定医は約500人で、まだどこの施設でもいるわけではありません。

当院で2011年から神経内視鏡技術認定医1人で内視鏡手術を始めていますが、これまで前記5分野では③②①④の順で頻度が高く、⑤は当科では行っていません。

近年、耳鼻咽喉科医との共同手術などから、脳外科医が行っていなかった新たな手術手技が導入されています。また、画像工学、ロボット工学などの技術者が参画して内視鏡手術の機器開発に取り組んでいます。新しい手技、機器の出現により今後さらに臨床応用が広がっていくものと期待されている領域の1つです。

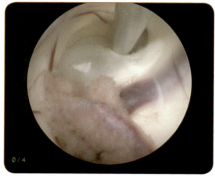

写真1
脳室内嚢胞切除

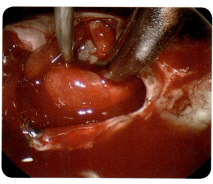

写真2
下垂体腫瘍摘出術

診療科紹介／チーム医療を推進し、安心・安全な医療へ

脳梗塞の特効薬 t-PA 治療

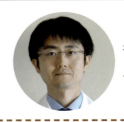

神経内科医長
土井尻 遼介

神経内科

脳卒中・脳梗塞とは何か？

脳卒中は脳の血管が詰まったり破れたりする病気の総称で、脳梗塞は脳を養っている動脈の血流が詰まって脳細胞の一部が死んでしまう状態です。脳の動脈が詰まる原因は、①ラクナ梗塞②アテローム血栓性脳梗塞③心原性脳塞栓症に大別されます。動脈硬化が原因で細い血管が詰まる場合をラクナ梗塞、太い血管が詰まる場合をアテローム血栓性脳梗塞と言い、心臓の中に血の塊ができて脳の動脈に運ばれて詰まる場合を心原性脳塞栓症と言います。

脳梗塞の最大の問題点は2つあります。がん、心臓病、肺炎に続いて亡くなる人が多いこと、一度かかってしまうと後遺症が残りやすく、介護が必要になる人もいることです。

画期的な治療、t-PA

脳梗塞の治療には一昔前までは、劇的な改善が見込まれる方法がありませんでした。そこで、2005（平成17）年に国内で認可されたのが、経静脈的血栓溶解療法であるt-PA静注療法です。この薬によって3か月後に自立した生活を送れるようになる確率が約1.5倍に増えることが分かりました。しかし、この治療は症状が出てから4時間半以内に薬を始められる人に限られるため、実際この治療の恩恵を受けることができる人はわずかです。全国的にみても脳梗塞で運ばれてくる患者さんの10％程度にしか投与できていないといわれています。

岩手県はt-PA使用率が全国で最下位、2010年の厚生労働省の統計では脳卒中死亡率が全国で1位でした。この理由として、岩手県は県の面積が広い上に、t-PA治療を受けることができる病院が少ないためだと考えられます。

当院は2006年以降、t-PA静注療法を導入し、開始当初は年に10～20例程度でしたが、徐々に治療できる患者さんが増加してきており、近年は30～40例（脳梗塞患者さん全体の10％程度）に治療を行っています（図1）。

血液には固まる性質（凝固）とそれを溶かす性質（線溶）があります。凝固の際に必要なのがフィブリンという物質で、t-PAはこれを溶かすプラスミンという物質の作用を強めることで、血管に詰まった血の塊（血栓）を溶かします。これがt-PAが効く機序です。

t-PAによる治療は、出血が起こりやすくなるため、脳出血の既往がある場合や、最近、胃腸や尿からの出血がある場合、大きな手術を受けた場合は、治療を受けることができません。また、治療後の副作用としても出血が挙げられ、特に脳出血の頻度は約5％、その

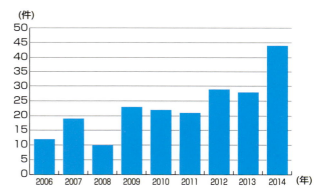

図1 当院のt-PA治療件数の推移です。2012年9月からt-PAの対象患者さんが4時間半へ延長されました。年々治療数は増えています

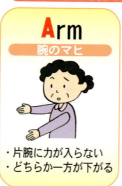

図2 脳卒中を疑ったら「FAST」を実践しましょう

ほかの胃腸、膀胱、肺などの出血はいずれも1％未満といわれています。

なるべく早くt-PAを投与するために

t-PAは早く開始するほど症状が良くなることが証明されています。私たちはt-PA治療ができるかもしれない患者さんが運ばれて来ることが分かった時点で、すぐに開始できるように医師、看護師、診療放射線技師、臨床検査技師が協力して診療にあたっています。しかし、最も大切なのは周囲の方たちが脳卒中を発見してすぐ救急車を呼ぶことです。

脳卒中の症状をいち早く見つける方法として、「ACT-FAST」運動があります（図2）。「FAST」とは脳卒中の典型的な3つの症状の頭文字と発症時間「Time」を組み合わせた言葉です。もし身の回りで脳卒中と思われる方がいたら、すぐに救急車を呼びましょう。t-PAを投与する際には、家族（投与を決定できる方）の同意が必要となるため、救急車で来院するときには必ず同乗をお願いしたいと思います。

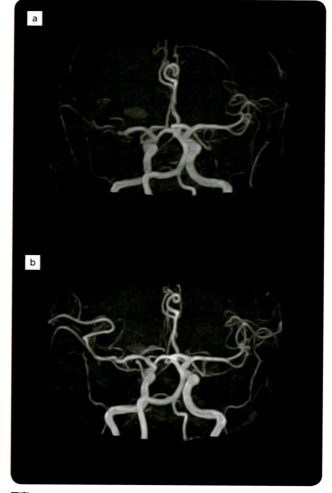

写真
a／右の脳（向かって左側）の血管が詰まっています
b／t-PAを使い血液の流れが再開しました

診療科紹介／チーム医療を推進し、安心・安全な医療へ

北東北の心不全拠点病院をめざす

循環器内科

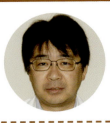

救急医療部次長兼
循環器センター長兼
循環器内科長
中村 明浩
(なかむら あきひろ)

心不全治療こそ病院の実力

　当院循環器センターは循環器内科と心臓血管外科から構成され、現在、17人の常勤医師（内科12人〈うちレジデント4人〉、外科5人）が診療に携わっています。当センターは岩手県循環器医療の中心であり、拠点機関病院として位置づけられています。また、全国でも最先端医療を提供する施設の1つであり、その治療成績や研究内容は毎年、多くの国内外の学会・研究会で発表され、学術論文として公表されています。

　循環器疾患といっても多くの疾患がありますが、心不全治療が循環器医療の中心です。心不全治療がどのように行われているかをみれば、その施設の実力が分かります。心不全の原因は大きく2つに分けられます。心筋梗塞（しんきんこうそく）や狭心症（きょうしんしょう）といった虚血性心疾患、冠動脈には異常を認めない非虚血性心疾患です。後者には弁膜症、高血圧性、先天性、特発性・二次性心筋症などが含まれます。心不全治療は薬物治療や理学治療が基本だということは言うまでもありませんが、さらに前述した原因に対しての根本的な治療が必要になってきます。

冠動脈カテーテル治療は東北最多

　心筋梗塞や狭心症の治療に威力を発揮するのが、循環器内科が行う冠動脈カテーテル治療（写真1）であり、心臓血管外科が行う冠動脈バイパス術です。双方とも東北有数の症例数を誇っているばかりでなく、その治療成績もきわめて良好で、高い評価を受けていま

す。特に冠動脈が長期間、完全に閉塞（へいそく）している症例（慢性完全閉塞）に対するカテーテル治療はきわめて高度な技術を必要としますが、当院は東北で最も多くの治療を行っています。

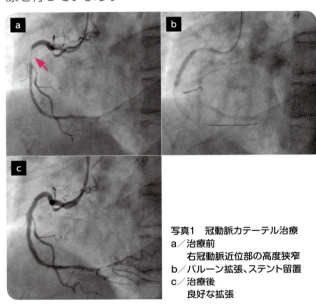

写真1　冠動脈カテーテル治療
a／治療前
　　右冠動脈近位部の高度狭窄
b／バルーン拡張、ステント留置
c／治療後
　　良好な拡張

カテーテルアブレーション治療数は県内トップ

　心不全が高度になると心臓を停止させてしまうきわめて危険な不整脈を起こしやすくなります。この不整脈に対してもカテーテルアブレーション治療（図）といって不整脈を発生させている部位を特定し、電気的に焼灼（しょうしゃく）する治療を行います。当院は県内で最も多く治療している施設であり、2016（平成28）年3月からは、電気ではなく組織を凍結させて治療する新たな治療を東北で初めて開始しています。

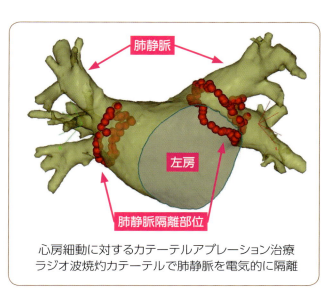

図　カテーテルアブレーション治療

県内初の人工心臓治療を開始

　薬物治療、理学治療、カテーテル治療などでも残念ながら救うことが困難で、最終的には心臓移植しかないという患者さんもいます。当センターは2015年から人工心臓治療を県内で初めて開始しました。この治療は最も高度な治療で、現在、北東北では弘前大学病院と当院だけで行われています。人工心臓治療（写真2）が開始されたことで、全ての治療が当院循環器センターで行うことが可能となりました。新たな心不全治療薬の臨床治験も幾つか開始されています。

　今後、カテーテル治療、ペースメーカーなどを用いたデバイス治療、人工心臓をはじめとする心臓手術など最先端治療を駆使し、県内はもちろん青森、秋田といった他県からも重症心不全患者を受け入れるべく準備を進めていきます。

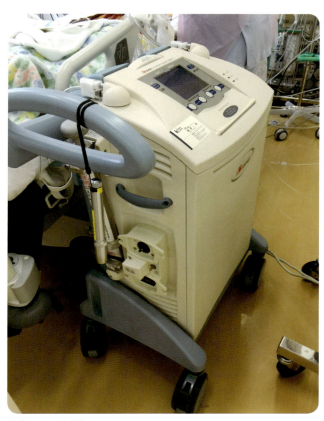

写真2　人工心臓治療

医療コラム

心不全って何ですか？

　実は、「心不全」は病名ではありません。心不全とは、さまざまな原因によって心臓の働きが十分に機能しなくなった状態のことを指します。心不全の治療では、薬物治療のほかにカテーテル治療や心臓手術を行いますが、当院は重症心不全に対して特殊なペースメーカーを植え込む治療や人工心臓を用いた治療も積極的に実施しています。

診療科紹介／チーム医療を推進し、安心・安全な医療へ

足は第2の心臓。
足の壊疽は足の心筋梗塞

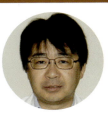

救急医療部次長兼
循環器センター長兼
循環器内科長
中村 明浩(なかむら あきひろ)

循環器内科

足は心臓の機能を助ける重要な働きを持つ

　足は歩くためのもの。ですが、医学的にはそれだけではありません。足には心臓の機能を助けるという重要な働きがあります。心臓から出た血液は足に向かって流れますが、足から心臓に戻るのは容易なことではありません。重力に逆らって流れなくてはなりません。このため、人体にはいろいろな賢い仕組みが備わっています。

　1つは心臓内の圧力を急激に下げて吸い上げる力を生み出すこと。そしてもう1つは足の筋肉が血管を絞りこんで心臓へと血流を向かわせることです。つまり、足の筋肉の衰えは心臓への血液の戻りを悪くし、結果として心臓からの血液の拍出に制限が加わります。

　従って、寝たきりになると、間接的には心臓の機能の悪化をもたらします。積極的にリハビリテーションが必要な理由の1つもここにあります。こうした大切な働きを持つ足の筋肉は当然ですが、足に流れている動脈によって養われています。足の血管の流れが悪くなると、足の筋肉が疲れやすくなり、歩くと張った感じや痛みを生じるようになります。これを跛行(はこう)と言います。もっと悪化した状況になると、足が壊死(えし)することになります（筋肉の死を意味します）。手遅れになると足を切断しなくてはならなくなります。こうなりますと、歩行できなくなり著しく不便な生活を強いられるだけでなく、前述したように第2の心臓を失うことを意味します。こうした足の血管の動脈硬化を閉塞性動脈硬化症と言います。

足のカテーテル治療は、東北トップクラスの実績

　足は心臓を補助するポンプとしての働きがあります。足の血管が狭くなっているか、閉塞しているかは外来で簡単に検査できます。不幸にもそうした状況に悪化した場合は治療が必要となります。まずは運動療法と薬の治療を行います。それでも効果が不十分な患者さんにはカテーテル治療を行っています（写真）。当科は年間延べ200人近い患者さんを治療しており、これは東北でも1、2番の実績です。足を守ることは心臓を守ることにつながります。いつでも気軽にご相談ください。予約なしで診察いたします。

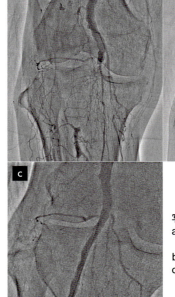

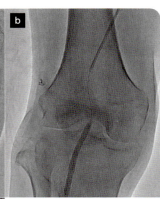

写真　カテーテル治療
a／治療前
　　膝窩動脈の閉塞
b／バルーン拡張
c／治療後
　　膝窩動脈の開存

歩行時の下腿の痛みを訴え、近医を受診された患者さん。膝窩動脈の閉塞を認め、同部位にカテーテル治療を行い、症状消失し退院された

診療科紹介／チーム医療を推進し、安心・安全な医療へ

命を奪う急性心筋梗塞、命を救う心臓カテーテル治療

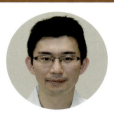

前循環器内科医長
中嶋 壮太（なかじま そうた）

循環器内科

急性心筋梗塞とは？

人間の全ての臓器は、ポンプ機能を持つ臓器「心臓」から送り出された血液を介して酸素や栄養を受け取ることで臓器の機能を維持し、そして人間は生きているのです。心臓という臓器自身も、自身が送り出した血液を受け取ることによってその機能を維持しており、心臓自身に血液を送るための心臓を取り囲む血管は「冠動脈」と呼ばれています。この冠動脈が何らかの理由で急に詰まってしまうと、たちまち心臓のポンプ機能は低下し、最悪停止してしまい、全身の臓器への血液も途絶えて、命にかかわる事態に陥ってしまいます。この病気が急性心筋梗塞です。

冠動脈を詰まらすのは、動脈硬化や固まった血液が原因です。詰まった状態を少しでも早く解除することによって、心臓のダメージを最小限にし、ポンプの機能を回復させる治療が心臓カテーテル治療です。

心臓カテーテル治療は東北トップ

心臓カテーテル治療は、脚の付け根や手首の血管から、血管の中にカテーテルという直径数ミリの細長い管を挿入していって心臓の冠動脈まで到達させることから始まります。冠動脈に到達したカテーテルを介して、冠動脈に対して直接薬を投与する、詰まっている血液の塊を除去する、動脈硬化で狭くなった冠動脈をバルーンと呼ばれる風船で押し広げる、ステントと呼ばれる金属製の人工血管を冠動脈に入れて血管をきれいに仕上げる、これらが心臓カテーテル治療というものです。

心臓カテーテル治療に伴う体の傷は、カテーテルを血管の中に入れるための数ミリの傷口だけであり、治療時間は1～2時間、治療しなければ高確率で死に至る心筋梗塞であっても、治療により翌日には歩きはじめ、1～2週間で元気に退院し、社会復帰が可能です。

心筋梗塞の患者さんは1分1秒でも素早く詰まった血管を直すことが重要です。そのために当院循環器内科は24時間365日循環器内科の医師が病院内に待機し、心臓カテーテル治療に対応しています。

当院は東北地方で初めて心臓カテーテル治療を行った施設です。2014（平成26）年に心臓カテーテル治療数は延べ1万例を超えました。急に胸が苦しくなったら救急車をすぐ呼んでください。遠慮はいりません。東北一の歴史と実績を持つ当科が心臓カテーテル治療で急性心筋梗塞から患者さんを救います。

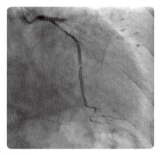

写真1
急性心筋梗塞で詰まった冠動脈と狭くなった冠動脈

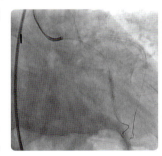

写真2
バルーンで狭くなった冠動脈を広げています

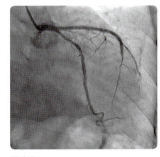

写真3
心臓カテーテル治療で閉塞（へいそく）と狭窄（きょうさく）が解除されました

診療科紹介／チーム医療を推進し、安心・安全な医療へ

かぜ症状で始まる劇症型心筋炎にご注意を！

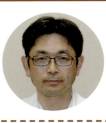

医療安全管理部次長兼
副循環器センター長兼
心臓血管外科長
小田 克彦
(おだ かつひこ)

心臓血管外科

劇症型心筋炎とは？

　前任地の東北大学病院で、もうすぐ中学生になる女の子の劇症型心筋炎の補助人工心臓（以下VAD）の装着を執刀したことがあります。経皮的心肺補助（PCPS）が装着されてヘリ搬送されてきた彼女は、右心、左心とも全く動いていない状態でした。すぐに体外設置型VADと右心バイパスを装着し、長期間病棟で過ごした後、米国で心臓移植を受けて元気に帰国したのでした。当時はまだ国内で小児の心臓移植は難しかった時代でした。VADがなければ、救うことができなかったことでしょう。

　劇症型心筋炎は、もともと健常な方がかかり、かぜ症状で始まる病気です。ウイルスが原因で、心筋が破壊されて収縮することができなくなり、重症の心不全を発症する致死的な病気です。PCPSなどを含めた内科的治療にも反応しない重症例では、VADの装着が検討されるのですが、岩手県内にはこれまでそうした施設はなく、県内で救うことができませんでした。「かぜをこじらせて亡くなった」というような方々の中で、劇症型心筋炎の診断がつくことなく亡くなった方がおられたかもしれません。

重症心不全に対する県内唯一の補助人工心臓治療施設

　2011（平成23）年に植込型VADが国内で保険償還されたのをきっかけに、2012年頃より、岩手県内からも多くの重症心不全の患者さんが東北大学病院でVAD治療を受けるようになっていました。植込型VADは在宅での管理も可能（一定の条件を満たせば、退院可能）で、重症心不全患者さんのQOL（生活の質）が著しく向上しました。しかし、県内の患者さんは、仙台の大学病院からは遠く離れているため、通院に負担がかかったり、転居を余儀なくされた方もいました。岩手県内にもVAD装着の可能な体制を整える必要性が高まってきていました。

　そこで当院は、2013年から本格的な準備に取りかかり、同年11月には体外設置型VAD装着施設の認定を取得しました。私は、東北大学病院での経験を生かし、2014年1月に植込型VAD実施医の資格を取得しました。同年4月30日には、VAD適応検討委員会が院内に正式に設置されました。重症心不全の患者さんが搬送されれば、速やかに委員会を招集し、適応検討が行われるようになっています。

　当院では、2015年以降、既に100日以上の体外設置型VADの管理経験を持ち、順調に体制整備を進めています。VAD患者さんのための職種横断的な専門チームも結成し、VADの装着患者さんがいるときには、毎週ミーティングを開いて情報共有を図っています。また、随時、セミナーの企画・参加、資格取得などを進めています。

国内のVAD治療の現状と展望

　2015年8月現在、植込型VAD認定施設は全国に37施設であり、保険償還になっている植込型VADは4機種、体外設置型VADは3機種となっています（写真）。植込型の登録患者さんは415人に達し、安

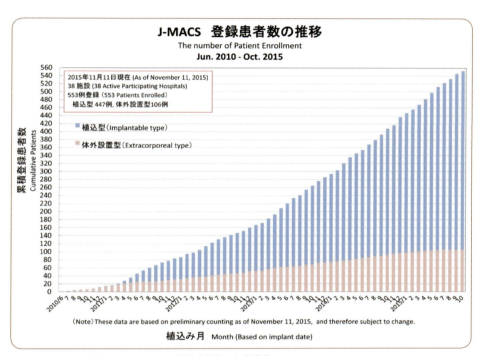

図　植込型VAD認定施設におけるVAD装着症例数の年次推移
pmda.go.jpより転載しました。2011年の保険償還以降、増加しています

定した成績が報告されています（図）。心臓移植の待機期間が4年にわたる長期となっていることなどから、より積極的に高性能の植込型VADを長期に維持していく患者さんが増えていくことを予想しています。

VADの適応疾患は、冒頭に述べた劇症型心筋炎のほか、拡張型心筋症、肥大型心筋症拡張相、拘束型心筋症、虚血性心疾患、心臓弁膜症、心臓サルコイドーシス、薬剤性心筋障害、重症致死性不整脈などとなっています。VADの開発も日進月歩で、続々と進化した装置が開発されてきています。当院としては、心臓移植指定施設である東北大学病院と緊密に連携しながら、岩手県内唯一のVAD治療の拠点としての役割を果たしていきたいと考えています。

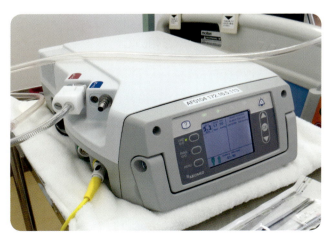

写真　体外設置型VAD　AB5000の駆動装置
アラームやモニターが従来機種に比べて充実しており、当院でも主力機種の1つです

医療コラム

下肢静脈瘤の新しい治療

下肢静脈瘤（かしじょうみゃくりゅう）は、立ち仕事の女性に多い病気です。静脈の弁が壊れて逆流するのが原因で、痛みや皮膚の症状を伴うこともあります。昔は、静脈を抜き取る手術が主流で傷も大きめでした。最近は、静脈内にカテーテルを挿入し焼灼（しょうしゃく）する方法が行われ、傷もほとんど残りません。当科でも、合併症が少ないラジオ波による焼灼術を行っています。

診療科紹介／チーム医療を推進し、安心・安全な医療へ

胸部・腹部大動脈疾患に対するステントグラフトを根幹に据えた治療戦略

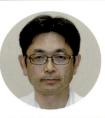

医療安全管理部次長兼
副循環器センター長兼
心臓血管外科長
小田 克彦

心臓血管外科

晩秋のオランダで感じたこと

　10年ほど前、オランダ・ユトレヒトの病院施設を見学したときのことです。ステントグラフト（以下SG）は日本では各施設の手作りで安全性も低く、黎明期だった頃のことですが、欧州では既に企業製造の機種が臨床で使われていました。執刀医は胸部大動脈疾患の通常の手術も当たり前にこなす心臓外科医でした。SG「だけ」を手掛けるのではなく、大動脈手術全般に通じたエキスパートが選択肢としてのSGを使いこなす姿に感銘を受けたものです。

　SGは、確かに切開も小さく、患者さんの負担が軽い優れた治療です。しかし、大動脈という、何かあれば即座に命にかかわる部分に対する治療であり、命にかかわる事態が生じたとき、それを自ら救えるものでなければ、扱う資格はない。私たちはそのように考えて、治療に取り組んでいます。大動脈疾患に対するSG治療の年次推移は「図1」のとおりです。

症状なく忍び寄る「サイレントキラー」腹部大動脈瘤

　腹部大動脈瘤は、国内では半数以上がSGで治療されています。当院でも2015（平成27）年現在、70％の患者さんがSGで治療され（写真1）、30％の患者さんは開腹による人工血管置換術で治療されています（図2）。その違いは主に大動脈瘤とその前後の血管の構造によって分かれています。2006年に企業製造のデバイスが保険償還されて以来、その比率はデバイスの進化とともに徐々にSGの割合が大きくなっています。脚の付け根（脈が触れるところ）を2〜3cmほど小さく切開し、そこからガイドワイヤーに沿わせてSGを挿入し、大動脈の中で組み立てます。入院期間は1週間ほどです。

　その一方で、破裂するまでこの病気に気がつかず、命を落とす人も後を絶ちません。胸部でもそうですが、いわゆる「コブ」の形を作る大動脈瘤は症状なく経過します。人間ドックのほか、ほかの病気の検査のとき

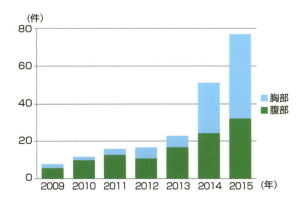

図1　当院のステントグラフト手術件数の年次推移
2013年以降、増加しています。デバイス改良による安全性の向上が要因の1つです

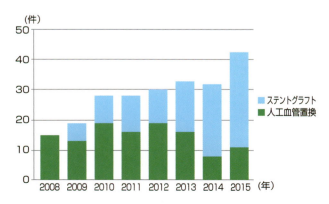

図2　当院の腹部大動脈瘤の治療法の年次推移
SGによる治療が2013年に50％を超え、現在は70％に達しています

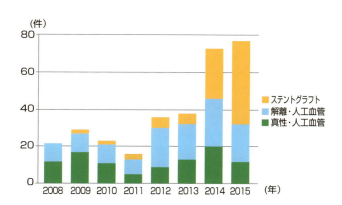

図3　当院の胸部大動脈疾患の治療法の年次推移
大動脈解離へのSGによる治療が増加、2015年には60％に達しています

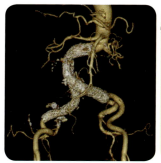 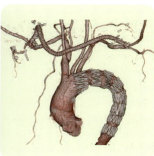

写真1　腹部ステントグラフト（1例）　写真2　胸部ステントグラフト（1例）

などに見つかることも多いのです。腹部大動脈瘤は、腹部に拍動する「コブ」が触れますから、これで気がつく方もいます。ぜひ多くの方に破裂する前に腹部大動脈瘤に気がついてほしいものです。高血圧、喫煙者の方がリスクが高いとされています。

大動脈解離治療 ——30年ぶりの大変革期を迎えて

突然発症し、致死的な疾患である急性大動脈解離は、心臓に近いところが解離しているA型と心臓に近いところは解離していないB型があります。A型は、発症後の致死率も高く、緊急手術が行われ、大動脈の内側に生じた裂け目（エントリー）の部分を人工血管に取り替える手術が原則です。

しかし、B型はこれまではエントリー閉鎖をする手術の成績は不良で、安静にして血圧を下げるしか治療法がありませんでしたが、SGがこの現状を一変させ始めています。SGを解離が生じた大動脈の中に超音波ガイドで挿入し、エントリーを閉鎖することが可能となり、直接的に治療することができるようになってきたのです（写真2）。当院でも、この治療を積極的に行っており、A型の緊急手術でもSGとの治療連携を考慮した術式を選択するようになってきています。胸部大動脈疾患の治療法の年次推移は「図3」のとおりです。

新機種への対応 安全性と有効性を慎重に検討

現在、SGの保険適用となっている機種は、腹部5機種、胸部5機種です。それぞれに一長一短があり、今後も各機種のアップデート、新機種の参入も続々と行われていく予定です。当院としては、その安全性と有効性を十分に検討し、より良いデバイスをそれぞれの患者さんの状態に応じて使い分け、オープン・コンバージョン（SG術中に開胸、開腹術を必要とする合併症を起こすこと）ゼロの、安定した成績を維持していきたいと考えています。

診療科紹介／チーム医療を推進し、安心・安全な医療へ

冠動脈バイパス手術は
治療困難な患者さんを救う最後の砦

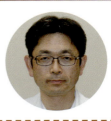

医療安全管理部次長兼
副循環器センター長兼
心臓血管外科長
小田 克彦
お だ かつひこ

心臓血管外科

DES（薬剤溶出性ステント）時代における冠動脈バイパス手術

　冠動脈バイパス手術（CABG）は、心臓手術の中で世界的にも最も行われている術式ですが、やや減少傾向にあります（図1）。その理由は、多くの虚血性心疾患（冠動脈が狭くなったり詰まったりして起こる病気）が切らずに済むカテーテル・インターベンション（PCI）で治療されるようになったからです。

　特に、DESの登場以来、もともとPCIの弱点だった再狭窄の問題が解決に向かい、安定した成績が報告されています。もちろん、DESに全く問題がなくなったわけではありませんが、多くの患者さんがPCIを選択しています。逆にPCIでは治療が難しいケース、つまり、より重症な患者さんが心臓血管外科に紹介されるようになっています。

　こうした時代に、心臓外科医に求められるのは、より負担が軽く、かつ良好な長期成績を確保する手術遂行能力です。具体的に言えば、心拍動下吻合を含め、限りなく100％に近い吻合開存率となるわけです。その中で、特に内胸動脈のバイパス（通常、左冠動脈前下行枝に吻合）が限りなく100％開存していること、これこそが現代の心臓外科医の絶対条件です。内胸動脈が良い状態で前下行枝に吻合されていれば、ほかのバイパスに将来、問題が生じてもPCIでの治療を安全に行うことができ、患者さんの負担の軽減にも有用です。

　PCIとCABGはライバル関係の治療ではなく、相互に補完しあうもので、循環器内科との良好な関係が構築されている当院では安心して治療を選択できるのです。当院の心臓血管外科手術件数の年次推移は「図2」のようになっています。

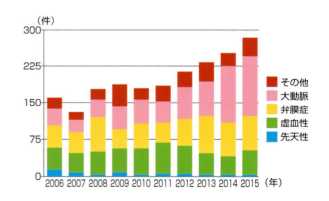

図2　当院の心臓血管外科手術件数の年次推移
過去10年分です。2010年以降、全体としては増加、虚血性心疾患は横ばいです

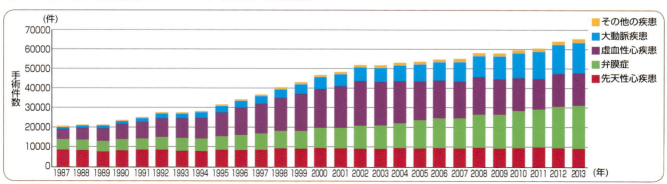

図1　国内の心臓血管外科手術件数の推移　虚血性心疾患は減少傾向です

日本胸部外科学会2013年次報告をもとに作図

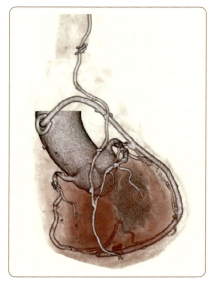

図3　冠動脈CTAの1例
3次元CTの性能は著しく向上し、吻合形態の評価も可能となっています

当院のCABGは、限りなく100％のバイパス開存率

　当院では、冠動脈バイパス術の後には、原則として冠動脈CTAを施行し、バイパスの開存を確認しています（図3）。最近5年間の成績では、内胸動脈-左前下行枝の吻合は、2015（平成27）年現在100％開存しており、そのほかのバイパス血管もほとんど詰まることはありません。難易度の高い心拍動下吻合を90％の患者さんで行っていますが、この成績です。吻合の品質が高いレベルで保たれており、岩手県内の多くの循環器内科医から信頼され、多くの患者さんのご紹介をいただいています。吻合の具体的なイラストを「図4」に示します。

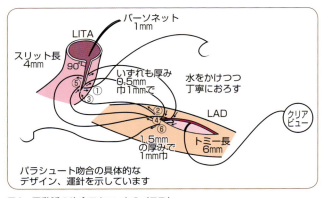

図4　冠動脈の吻合テクニックのイラスト
パラシュート吻合の具体的なデザイン、運針を示しています

人工心肺の予期せぬ装着ゼロを誇る、心拍動下冠動脈バイパス手術（OPCAB）の安定した成績

　人工心肺を使用しない冠動脈バイパス手術（OPCAB）の安定した成績も当院の特徴です。OPCAB施行中に予期せぬ人工心肺装着を要した患者さんは、過去5年間、皆無です。予期せぬ人工心肺装着を要する状況とは、心臓をおこして裏側の枝を吻合しているときなどに循環が不安定化し、人工心肺を装着せざるをえない場合のことで、死亡率が上昇することが明らかになっています。あらゆるテクニックを駆使して、麻酔科医の手を煩わせない、安全性の高いOPCABを確立しています。

　また、人工心肺の装着が必要と考える重症度の高い症例は、はじめから装着しており、患者さんの状態による術式選択も適切に行われていると思います。

東日本大震災後に増加した心筋梗塞合併症手術への対応

　虚血性心疾患に対する治療がこれだけ発達した現代でも、さまざまな事情で受診が遅れたりして心筋梗塞になってしまう患者さんもいます。東日本大震災後にも多くの心筋梗塞患者さんが、その後の合併症（心室中隔穿孔、心破裂、僧帽弁乳頭筋断裂）を発症して当院で手術を受け、多くの人を救命しました。心室瘤には左室形成術も積極的に施行し、さらには虚血性心筋症への補助人工心臓治療まで含め、県内センター施設としての使命を果たしています。

診療科紹介／チーム医療を推進し、安心・安全な医療へ

忍び寄る腎臓病との闘い
――若手医師の育成が不可欠

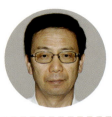

副院長兼
地域医療支援部長兼
腎臓・リウマチ科長
相馬 淳（そうま じゅん）

腎臓・リウマチ科

　東北で初めて腎臓内科を標榜し（2002〈平成14〉年）、2016年度から腎臓・リウマチ科となりました。常勤医は9人、うちレジデント2人で、6人が腎臓専門医（指導医）、透析専門医（指導医）、リウマチ専門医（指導医）のいずれかあるいは複数の資格を有しており、充実のスタッフです。腎臓病発症から透析治療を必要とする患者さんまで、あらゆる段階の患者さんの治療にあたります。また、2016年からリウマチ膠原病疾患も本格的に診療することになり、さらに診療の幅が広がると考えています。ここでは2015年度までの腎臓内科の代表的な疾患の治療を中心に紹介します。

腎臓病の検査、そして透析療法

　①腎臓病の診断・治療に不可欠な検査に腎生検があります。腎臓の組織を採取し光学・電子顕微鏡で観察します。ここ5年くらいは年間120例前後で、東北では仙台J病院に次ぐ数で全国的に有数です（表）。この中には、世界でも注目される疾患が幾つもあり、また新たな疾患概念が当院から発信されています（詳細は当院ホームページ、腎臓・リウマチ科の論文〈英文のみ〉参照）。

1位	H病院（福岡県）	216.7
2位	J病院（宮城県）	193.9
3位	A中央病院（千葉県）	190.6
4位	N2R病院（愛知県）	181.9
5位	FH大学病院（愛知県）	174.1
6位	K総合病院（千葉県）	170.9
7位	T病院（東京都）	157.8
8位	岩手県立中央病院	155.1
9位	K大学病院（神奈川県）	154.0
10位	T大学O病院（東京都）	147.1

表　腎・泌尿器系月平均患者数（DPC全国統計H26年度）

　②不幸にも透析療法が必要になってしまう例は年間70～80例です。血液透析、腹膜透析、移植の3つの選択肢があります。全国の傾向と同様、血液透析が約96％を占めます。血液透析に必要な血管形成手術（写真2）、腹膜透析に必要なお腹の中へのカテーテル留置手術が行われますが、これらは腎臓内科医が担当していますので、経過が思わしくない患者さんとも最後まで当科が診療します。腎移植は残念ながら当院では行っていませんが、患者さんのご希望に沿い適切な施設に紹介しています。

3つの代表的疾患

　①IgA腎症（写真1）／いわゆる慢性腎炎（いろいろな病気の総称）の中で最も一般的なもので、学校や職場検診でまず血尿が判明し発見されます。後に蛋白尿が少しずつ増加します。10～20歳代での発症が多く、適切な治療を受けないと20年後30～40％の方で透析が必要となります。一見関係ないような扁

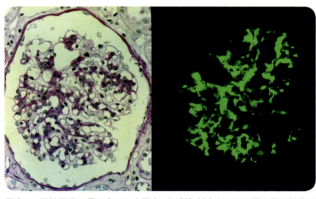

写真1　慢性腎炎で最も多いIgA腎症。糸球体（左）というろ過を行う部分にIgAという免疫グロブリンが沈着します（右）。適切に対処しないと、20～30年で約3割が腎不全になります

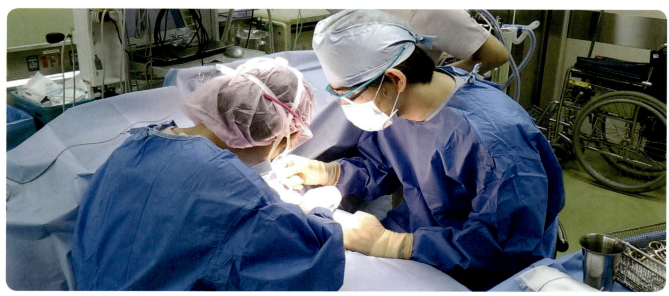

写真2　内シャント（血液透析に必要な血管）造設術中のスタッフ

桃腺を摘出し、ステロイド治療を行う「扁摘パルス療法」が有効とされており、当院では既に2000年頃から積極的に行っています。発症から間もない場合の多くは完治しますが、年数が経てば完治率は低下します。IgA腎症は数が多く、末期まで無症状なので十分な注意が必要です。

②**ネフローゼ症候群**／尿蛋白が多量に出て全身がむくむ病気で、むくみのため体重が倍になる方もいます。大まかに、幼少〜若年期に発症するステロイド剤によく反応するものと、年配者のステロイド剤に反応しにくいものに大別されます。前者の反応は良好ですが半数近くが再発します。最近では、リツキシマブという主に血液疾患で使用される薬剤により、ステロイド剤の減量あるいは中止が可能となってきています。後者は、幾つかの免疫抑制剤併用の工夫で年々予後は改善していますが、難治性であることに変わりありません。

③**血管炎症候群**／全身の毛細血管が炎症を起こし破壊される病気で、近年の高齢化に伴い増加しています。特に腎臓は毛細血管の固まりなので好んで侵され、数週から数か月で透析に至ったり、肺出血や肺炎などで死亡する例が多くあります。治療はステロイド剤とサイクロフォスファミドという免疫抑制剤で治療（欧米では標準治療）しますが、日本では後者の併用が本当に有効かどうか議論されていました。私たちは2015年、この免疫抑制剤は決して予後を改善させないという報告を初めて行いました（当院ホームページ参照）。

欧米との差は民族的・遺伝的違い、疾患内容の違いが関係していると考えられます。

若い腎臓病診療医・リウマチ膠原病診療医の育成

岩手県は腎臓病診療医・リウマチ膠原病診療医が全国で最も少ない県の1つです。「若い腎臓病診療医・リウマチ膠原病診療医を育てる」ことも当科の使命と考えています。初期研修医、レジデントには国内はもちろん国際学会にも積極的に参加し発表、そして英文論文作成も奨励し早くから世界を感じるよう指導しています。鉄は熱いうちに打て、の考えです。

医療コラム

医師のシンボルは尿器だった

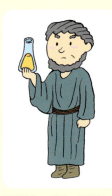

医師のシンボル、「尿器」を持つ中世の医師像

病気と尿の関係は、古代バビロニアやインダス文明の頃から知られており、今でいう糖尿病患者の尿の周りには蟻が集まってくる、という記録が残っています。その尿を病気の発見に役立てたのは、ギリシア時代のヒポクラテス（BC460頃〜375頃）でした。以後、ルネサンス期まで尿器を持つ姿が医師のシンボルとなりました。

診療科紹介／チーム医療を推進し、安心・安全な医療へ

尿路結石症の最先端治療

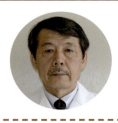

腎センター長
千葉 裕
ちば ゆたか

泌尿器科

はじめに

当科では最新の医療設備と専門スタッフにより、前立腺がん、腎がん、膀胱がんなどの悪性腫瘍に対する手術療法や放射線療法および抗がん剤療法をはじめとして、排尿障害や尿路結石症などの機能性障害や良性疾患の治療にも積極的に取り組んでいます。今回は増加傾向にある尿路結石症について、当科で行っている最先端の治療を紹介します。

尿路結石症

腎臓や尿管、膀胱、尿道などにある結石を尿路結石と言います。通常、尿路結石の初期は突然に生じる激しい痛み（疝痛発作）、血尿、違和感などの症状があり、時に尿路閉塞による腎不全や重症感染症（敗血症）を引き起こします。

国内の尿路結石症は食生活の欧米化とともに増加傾向にあり、全国調査によると、この40年間で約3倍にも増加しています。男性の7人に1人、女性の15人に1人が一生の間に1回は経験するといわれています。また、尿路結石は再発することが多く、5年以内に3人に1人が再発するという報告もあります。当科は再発を予防するための飲水指導や食事指導などの生活指導も行っています。

尿路結石を発症した場合、まずは鎮痛剤で痛みを取ります。結石が小さい場合は尿と一緒に自然に体外に排出される場合があり、飲水と排石を促す薬で経過を見ます。しかし、排出しない場合や、排石が期待できない大きな結石の場合は積極的な治療が必要です。

体外衝撃波破砕術／ESWL

小さな結石などはESWLを行います。専用機器で発生させた衝撃波を体の外から結石に当てて結石を小さく破砕し、尿と一緒に排泄させて除去する治療です（図1）。痛みが少ないため麻酔は行わず、痛み止めだけで行います。また副作用や後遺症も少ないため、高齢者も安心して治療を受けられます。入院期間は2泊3日で、体に傷をつけず、負担が少ないという利点がありますが、結石の状態によっては複数回の治療が必要になります。

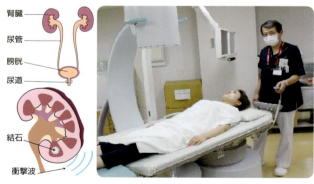

図1 専用の装置から発生させた衝撃波を結石に当てて破砕を行います

経尿道的尿路結石除去術／TUL

大きな結石やX線に写らないもの、ESWLでの治療が困難な症例にはTULを行います。全身麻酔下で尿道から内視鏡を挿入して先端を結石まで導き、モ

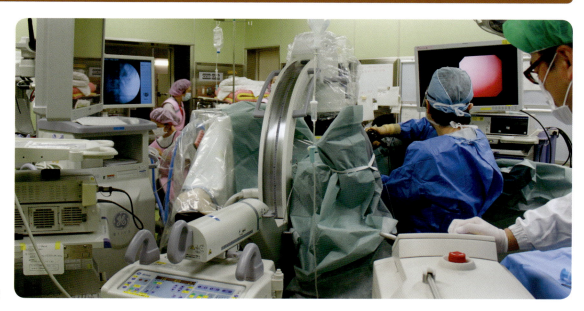

写真　ECIRSの手術

ニターで結石を観察しながらレーザーで砕石を行います。直接、見ながら結石を破砕するため、破砕効果を直接知ることができ、大きな破砕片はバスケットカテーテル（結石を捕獲する器具）で回収するため、根治性の高い治療です。約1週間の入院が必要です。近年、内視鏡やレーザーの進歩によるTULの安全性・確実性が向上し適応が広がってきています。

経皮的腎尿管結石砕石術／PNL
経皮・経尿道同時内視鏡手術／ECIRS

特に大きな腎結石やサンゴ状結石の場合は、結石のサイズが大きいためESWLやTULでの砕石、排石が困難です。大きな腎結石を効率よく砕石する方法がPNLです。全身麻酔をかけて背中から腎臓に対してトンネル（トラクト）を作り、そこから内視鏡を挿入して結石を砕石します。また、PNLだけでは砕石が困難な症例に対してはPNLと、前述のTULを同時に行うECIRSを実施する場合もあります（写真）。皮膚や腎臓に侵襲（負担）が加わるため入院期間は10日間程度と長めの入院加療が必要となります。

当院では1987（昭和62）年からESWL装置を導入し、現在ではTULやPNLも含めて年間約350例の結石症の患者さんを治療しています。結石治療に関してはこれらの経験も踏まえてESWL治療から高度の内視鏡治療まで、あらゆる結石の治療ができる態勢を取っています。

医療コラム

骨盤臓器脱の治療にも積極的

出産と加齢などが原因で起こる女性特有の病気です。
膣からの臓器の脱出や「トイレが近い」「おしっこが出にくい」などさまざまな排尿症状を伴うことも多く、多くの女性が誰にも悩みを相談できずに悩んでいます。当科はこのような女性泌尿器疾患（図2）にも手術治療ほか積極的に取り組んでいます。

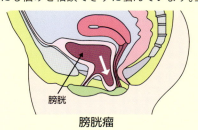

膀胱瘤
膀胱が膣の中に下がったり、（または膣から）体の外に出てしまった状態

子宮脱
子宮が膣の中に下がり膣から体の外に出てしまった状態

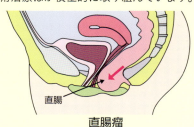

直腸瘤
直腸が膣の中に下がったり、（または膣から）体の外に出てしまった状態

図2　骨盤臓器脱

診療科紹介／チーム医療を推進し、安心・安全な医療へ

広い小児科の守備範囲
発達障害外来を紹介します

小児科

救急医療部次長兼
副小児・周産期センター長兼
小児科長
三上 仁
みかみ ひとし

小児科医長
西野 美奈子
にしの みなこ

幅広い診療分野

　当院小児科は、盛岡市小児二次救急輪番病院制の中心的病院として小児救急医療で大きな役割を果たしています。また地域周産期母子医療センターとして新生児医療でも一定の役割を担っています。当科には新生児から思春期まで幅広い年齢層の子どもたちが昼夜を問わず、さまざまな訴えと症状でやってきます。ですから、市民の多様なニーズに対応できるように幾つかの専門外来を設けています。成長障害、低身長、糖尿病などを対象とする小児内分泌外来、検尿異常や腎臓の病気の子どもたちのための小児腎臓外来、新生児発達支援外来、発達障害外来、小児神経外来、小児循環器外来などです。

　今回は、これらの専門外来の中から特に発達障害の外来を紹介し、近年、関心の高い発達障害について概説します。相談してみたいと思われる読者の方は少なくないのではないでしょうか。

発達障害とは？

　発達障害とは、子どもが何らかの原因で年齢相応の振る舞いができず、生活に支障をきたしている状態です。脳の機能障害のためと考えられています。誰にでも得意不得意（凸凹）はあるものですが、不得意が過ぎると生活上で困ることが出てきます。困らない人もいます。周りだけが困っている場合もあります。環境や人間関係によっても変化します。失敗体験が続くと、気持ちが安定しなくなって悪循環になることがあります。最近、メディアで目にする主な2つの疾患、ADHDや自閉症について説明します。

注意欠陥多動障害（ADHD）の治療

　多動衝動型（ジャイアンタイプ）・不注意型（のび太タイプ）・混合型に分けられ、注意力が強過ぎたり弱過ぎたりして、ちょうどよくできないことが問題です。脳の前頭葉の神経伝達物質の受け渡しがうまくいかないためと考えられています。集団の中で、みんなで同じ活動を楽しめるかどうかは、だいたい5～6歳でみえてきます（自治体によっては5歳児健診が行われるところもあります）。

　年長さんでなんとかついていっても、幼稚園保育園での遊戯的な活動と小学校の集団行動はレベルが違いますので、入学後にその個性の強さがいきなり浮いてしまうことはよくあります。小学校入学前に見学・相談してイメージトレーニングをすると役立ちます。学校での様子、学童保育での様子を何かあれば教えてもらえるように先生に伝えておくと、気兼ねなく知らせてもらえるでしょう。たとえ、どんな理由があっても暴力だけは許されないことだと普段から言い聞かせましょう（アンパンチも微妙です）。周りの人を大事にすることで自分も大事にされるからです。

　6歳になると、コンサータやストラテラなどの治療薬が使えます。薬で、聴く耳を持てたところで、ペアレントトレーニングに基づいてかかわり方の修正をするとより効果的です。頭ごなしにガーッと説教するとガーッと反発されるので、穏やかに淡々と諭したほうが有効です。心配事ばかり書き連ねましたが、エネル

ギッシュなADHDさんは世界をリードしていく人たちです。

ADHDの診断基準（DSM-5：アメリカ精神医学会）

A₁：以下の不注意症状が6つ（17歳以上では5つ）以上あり、6ヶ月以上にわたって持続している。
  a. 細やかな注意ができず、ケアレスミスをしやすい。
  b. 注意を持続することが困難。
  c. 上の空や注意散漫で、話をきちんと聞けないように見える。
  d. 指示に従わず、宿題などの課題が果たせない。
  e. 課題や活動を整理することができない。
  f. 精神的努力の持続が必要な課題を嫌う。
  g. 課題や活動に必要なものを忘れがちである。
  h. 外部からの刺激で注意散漫となりやすい。
  i. 日々の活動を忘れがちである。

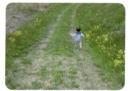

A₂：以下の多動性/衝動性の症状が6つ（17歳以上では5つ）以上あり、6ヶ月以上にわたって持続している。
  a. 着席中に、手足をもじもじしたり、そわそわした動きをする。
  b. 着席が期待されている場面で離席する。
  c. 不適切な状況で走り回ったりよじ登ったりする。
  d. 静かに遊んだり余暇を過ごすことができない。
  e. 衝動に駆られて突き動かされるような感じがして、じっとしていることができない。
  f. しゃべりすぎる。
  g. 質問が終わる前にうっかり答え始める。
  h. 順番待ちが苦手である。
  i. 他の人の邪魔をしたり、割り込んだりする。

B：不注意、多動性/衝動性の症状のいくつかは12歳までに存在していた。
C：不注意、多動性/衝動性の症状のいくつかは2つ以上の環境（家庭・学校・職場・社交場面など）で存在している。
D：症状が社会・学業・職業機能を損ねている明らかな証拠がある。
E：統合失調症や他の精神障害の経過で生じたのではなく、それらで説明することもできない。

自閉症スペクトラム障害（ASD）の治療

言語力や認知能力に障害があるためにコミュニケーションの問題や強いこだわりが出てきます。小児科では1歳半健診での言葉の出具合、3歳児健診での人とのやり取りの具合に注目します。調味料や水を変えるとすぐ分かってしまうほどの味覚過敏や大きな音が苦手な聴覚過敏、ザラザラしたものが大嫌いだったり、雨が当たると痛みを感じるなどの感覚過敏を伴うことも多いです。不器用さもあります。かんしゃくやパニックを起こすのは、先を見通すことができずに不安になるからです。言語能力の低さが目立たない人はアスペルガー症候群と呼ばれ、グレーゾーンの人はきっと誰の近くにもいるはずです。

安心して暮らせることが大事で、苦手なことを自分で理解し、周囲も理解し、できることを少しずつやって自信をつけていきます。最低限の社会ルールだけはマニュアル的に覚えていただきます。空気の読めなさが、ありきたりな思考の突破口になるときがあります。ある特定の分野に造詣が深い方（いわゆる「オタク」）は、その専門知識を趣味や仕事に生かしてほしいと応援の気持ちでいます。

人間ってどこか出ているとどこか引っこんでいるものだなあと思います。一昔前なら「風変わりな人」「頑固な人」「いつも飛び回っている落ち着きのない人」と評されたタイプの子が、最近冷やかな目線で目立つようになったのは社会が画一的になったからかもしれないと感じます。発散できる場所が少なくなってきているからかもしれません。年々世の中の忙しさは増し、子どもも大人も大変な時代です。その子の存在自体を「かわいい」と思う時間を1日数分でも持ちたいものです。

発達障害の外来は予約制です。1人の患者さんに十分な時間を取りますので、慢性的な予約待ち状態になっています。ご理解をお願いします。

医療コラム

歴史的に有名なADHD者

【政治家】
ナポレオン、リンカーン、ベンジャミン・フランクリン、ジョン・F・ケネディ、ネルソン・ロックフェラー、坂本龍馬

【科学者】
エジソン、ライト兄弟、アインシュタイン、パスツール、ファラデー、ニュートン、ガリレオ

【芸術家・作家】
モーツァルト、ベートーベン、ピカソ、ダリ、レオナルド・ダ・ヴィンチ、ゴッホ、ロダン、アガサ・クリスティ、ジュール・ヴェルヌ、ヘミングウエイ

【映画監督・俳優】
ウォルト・ディズニー、スティーヴン・スピルバーグ、トム・クルーズ、ダスティン・ホフマン、ジャック・ニコルソン、ウィル・スミス、シルヴェスター・スタローン、黒柳徹子

【スポーツ選手】
ベーブ・ルース、カール・ルイス、マイケル・ジョーダン

【実業家】
ビル・ゲイツ

診療科紹介／チーム医療を推進し、安心・安全な医療へ

産婦人科全般に対して高度な知識と技術で診療

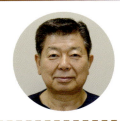

参与
鈴木 博
すずき ひろし

産婦人科

診療内容と特徴

産婦人科全般について、各専門医が高度な知識と技術を持って診療にあたっています。スタッフは現在、産婦人科専門医5人で構成しています。主として小児・周産期センターの産科は正常分娩のほか、産科合併症、ハイリスク妊娠、出生前診断などについて、婦人科は良性腫瘍および悪性腫瘍を主として取り扱っております。特に悪性腫瘍はガイドラインに基づき標準治療を施行しています。それから生殖内分泌（不妊症、内分泌異常）、女性ライフサイクル（思春期、月経困難症、更年期障害など）の疾患に対しても24時間体制で対応しています。

周産期領域——安全に分娩できるために

妊娠管理としては、正常出産はもちろんのこと、さまざまな合併症妊娠についても他科との連携を図り、妊娠管理を行い安全に分娩ができるように配慮しています。一方では、ハイリスク妊娠の管理、胎児異常の診断、流早産治療にも積極的に取り組み、特に超音波検査、母体血清マーカー、羊水検査、MRIなどを用いた胎児管理も行っています。また、帝王切開時（切開は主として横切開）や、異常分娩時には新生児専門医の立ち会いで新生児管理を行っています。

出生前診断としては、胎児の染色体異常の可能性が高く、かつ、検査を希望する妊婦さんに対し、遺伝カウンセリングを行った後に羊水検査、NIPT（無侵襲的出生前遺伝検査）を実施しています。高齢妊婦の管理としては、「高齢出産について考える」（図）を参照してください。

婦人科領域——良性腫瘍から悪性腫瘍まで幅広く対応

良性腫瘍のうち子宮筋腫は年間約200例、卵巣嚢腫は年間約150例で症例に応じて、腹式・膣式・腹腔鏡下手術を選択しています。もちろん、挙児希望者には、子宮や卵巣を温存するための子宮筋腫核出術や卵巣嚢腫だけの摘出術を施行しています。

悪性腫瘍としては、子宮頸がんは年間約40例、ほとんどが上皮内がん（初期がん）のため、挙児希望の場合は、子宮頸部円錐切除術を行っています。近年10年間で円錐切除術は343例あり、そのうち妊娠希望者の中での妊娠成立は28.9%でした。一方、進行がんにはその進行期に準じた手術療法や放射線療法、同時化学放射線療法を選択し、放射線治療専門医とともに治療方針を決定しています。

子宮体がんは年間約35例です。術前組織型、画像所見（特にMRI）、手術所見などから術式を決定しています。そして、病理組織検査の結果により化学療法（術前補助療法）をガイドラインに沿って施行しています。また、妊孕性温存を希望された場合は、適応条件を満たしていればリスクを十分に説明し同意が得られればホルモン療法を施行しています。

卵巣がんは年間約30例です。原則として手術により腫瘍を摘出し、臨床進行期を決定しています。手術中に悪性が疑われた症例の場合は、術中の迅速病理診断を行ってから術式を選択しています。子宮体がん同様、病理組織検査の結果により、術後の化学療法を決定しています。

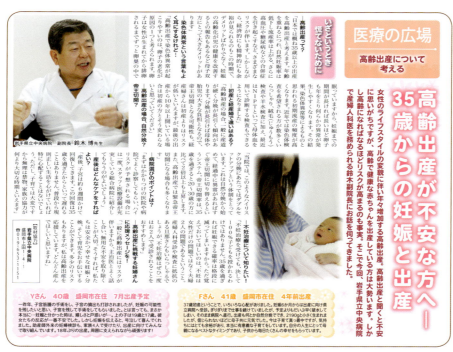

図 高齢出産について考える
岩手日報『ぽらん』（2013年3月号）より

不妊・内分泌領域――多様な治療法

　基本的検査で原因が不明の場合は、より自然に近い治療法であるタイミング療法（超音波で排卵日を予想する）から開始します。排卵障害のある方にはホルモン療法としてクロミフェン療法、hMG－hCG療法などを行います。漢方療法を併用する場合もあります。子宮腔内にポリープや粘膜下筋腫がある場合は子宮鏡下で手術し、卵管の通過障害がある場合や子宮内膜症の場合は腹腔鏡を行い卵管周囲の癒着の剥離（はくり）を行います。しかし、一般不妊治療が不可能と判断されたときは、体外受精施設へ希望があれば速やかに紹介しています。

　一方、精子所見が不良の方、フーナーテストが不良の方には精子を子宮内に直接注入する人工授精を行っています。

　流産や死産を繰り返す症例には、速やかにガンマグロブリン大量投与する新しい治療のできる専門施設を紹介しています。

女性のライフサイクルに関する領域――思春期異常、子宮内膜症、更年期障害などの治療

　女性のライフサイクルの中で思春期異常としては、特に月経困難症などを主に治療しています。また、最近では女性アスリートの健康（利用可能エネルギー不足、無月経、骨粗しょう症）が大きな問題となっています。国際オリンピック委員会ではこれらの予防や対応が極めて重要であると警告しています。分からないこと、不安なことがあればぜひ受診して相談してください。性成熟期では近年、急増している子宮内膜症が問題となっています。子宮内膜症は多くの場合、苦痛を伴います。諸検査を行った上で鎮痛剤や低容量ピル、GnRHアゴニスト、ジェノゲストなどのホルモン療法そして手術療法について詳しく説明の上で治療しています。

　そして更年期です。女性なら誰でも経験しますが必ず更年期障害に陥るのではありません。日常生活に支障をきたすほど強く、つらい場合を更年期障害と言います。症例に合わせて生活指導やカウンセリング、ホルモン補充療法や漢方療法などを行っています（オーダーメイド治療）。そして中高齢期になると、いわゆる性器脱（子宮脱、子宮下垂）などが問題となります。このような場合は手術が原則ですが、手術を希望しない人や合併症があり、手術ができない人、高齢の人などにはペッサリーといってリング状のシリコン器具を膣円蓋部に挿入し、子宮を定位置に固定します。ほとんどの人はこれで元気に生きがいのある日常生活が快適に送れるようになります。

診療科紹介／チーム医療を推進し、安心・安全な医療へ

「えっ、本当にお臍から手術するんですか？」

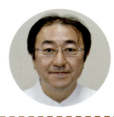

医療安全管理部次長兼
小児外科長
島岡 理（しまおか さとる）

小児外科

小児外科で扱う疾患

　数ある岩手県立病院の中で常勤診療科として唯一小児外科があるのが当院です。意外と知られていないのですが、当科で扱う疾患は、出生直後（場合によっては出生前の胎児治療も含む）から16歳未満の心臓、骨、脳などの神経疾患以外のほとんど全ての外科的疾患です。消化器疾患が主であるのはもちろん、ほかにも皮膚科疾患、肺呼吸器疾患、婦人科疾患、泌尿器疾患、耳鼻科的疾患など多岐にわたっています。

お臍を手術創として使用した手術とは？

　ここではお臍（へそ）を使用した手術について説明します。一般に小児期の皮膚切開創は目立たなくなることが多いのですが、それでもその創痕（そうこん）は患児の成長とともに伸びていくため、なるべく小さな切開創で効果的な安全な手術を心掛けることは大事だと思います。鼠径（そけい）ヘルニアの創（きず）、消化器疾患の創、急性虫垂炎の創など可能な限り小さな創で行うことを心掛けています。

　しかし、お臍を利用すると意外に創痕が目立たなくなるものです。例えば、胃の出口に当たる幽門部の筋肉が肥厚して食べ物が通らなくなる、乳児肥厚性幽門狭窄症（きょうさくしょう）に対する幽門筋切開術に、これを利用しています。具体的には臍上の弧状（さいじょう）切開を、ほんの少し左右に広げたΩ（オメガ）切開で腹壁には約2〜3cmの切開空間が確保され、創痕も目立たなくなります。

　そのほかにも先天的に十二指腸の内腔が閉鎖してしまう十二指腸閉鎖症に対する根治術（こんち）や、腸管の固定異常を呈し軸捻転を起こしやすい腸回転異常症に対する手術などにも応用が可能です。

単孔式腹腔鏡下虫垂切除術とは？

　また虫垂切除術も臍切開を行っています（写真1）。当科は年間30〜40例の虫垂切除術を行っており、この方法を導入してから9年になります。この間、計250例以上行っています。

　現在、その9割以上が、お臍の凹（へこ）み下半分の縁部分に1か所、弧状に皮膚切開による腹腔鏡下（ふくくうきょうか）虫垂切除術を行っています。通常の腹腔鏡下手術は腹腔内にカメラを入れる創と、それ以外に腹腔内操作をするための鉗子孔（かんし）が少なくとも2か所、場合によっては3か所の創が必要となりますが、当科の方法は直径10mmの特殊な腹腔鏡を用いて1か所の創だけで虫垂切除を行います。この方法は当科のオリジナルではなく、関東の大学病院小児外科で同様の方法を行っているのを改良したものです。

　当初はこの特殊カメラの存在を知らず、12mmの誘導筒（ポート）を1本お臍の創から入れてその中に5mmのカメラと鉗子を1本（合計2本）挿入して、間からスースーと気腹ガスが逃げるのを濡れガーゼで押さえながら行っていました。この方法だと、カメラがすぐに曇ってやりづらく、また汚い虫垂表面が直接創部に接触し、創部感染の心配がありました。

　現在はポートを使わず、ドーナツ状のビニール筒と、特殊腹腔鏡を用いてストレスなく虫垂切除術を行っています。お臍を皮膚切開の一部として利用する

ことで、お臍の縁部分の創が目立たず（写真2）、美容上も非常に有利であるばかりでなく、特殊腹腔鏡下で必要十分な視野が確保できます。

もちろん、虫垂炎は病態が多岐にわたっており、全ての虫垂炎がこの方法でできるわけではありません。時には開腹に変更せざるを得ない場合もあります。その場合もお臍の創の中央から尾側に1～2cm切開を加えることでほとんど全ての虫垂切除術が可能となります。手術時間も短く見た目も良好であるという点、安全な手技であるという点からもこの手術法を見た医療関係者からは、自分のときもこの方法でやってほしいという耳打ちを時々もらうのも事実です。そのほかの種々の手術にもお臍を利用して行う方法もありますし、お臍は意外と多種多様の手術創として利用でき、しかも創痕が目立ちにくいという利点があるのです。

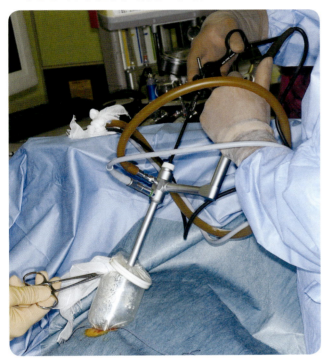

写真1　術中の様子

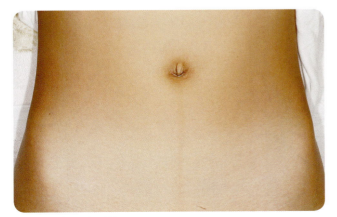

写真2　術後1週間の創痕

医療コラム

直腸指診は痛いの？

　直腸指診とは肛門から指を入れて直腸内を診察することです。痛いと思われがちですが本当でしょうか？では、自分の指とウンコの太さを比較してみてください。指はウンコより大分細いですよね。ウンコするとき痛いですか？　実は指の入れ方にコツがあります。勢いよく入れると結構痛いのですが、ゆっくり入れると、あら不思議、ほとんど痛くありません。泣かない赤ちゃんもいますよ。

診療科紹介／チーム医療を推進し、安心・安全な医療へ

年間5000件超の手術を支える エキスパート集団、中央手術部とは？

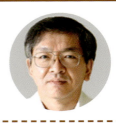

中央手術部長兼
麻酔科長
下田 栄彦

中央手術部

手術室の概要

　岩手県立中央病院が1987（昭和62）年、現在の盛岡市上田に新築移転して29年です。当初の手術室は10室。その後、手術症例増加に対応するため、2010（平成22）年に設備更新に加えて、手術室2室が増設され、計12室になりました。

　移転当初2200件余だった手術数は、年々増加して2006年には5000件を超え、2015年には、5626件を記録しています。

　全身麻酔、硬膜外麻酔、脊髄くも膜下麻酔などで麻酔科医が管理する手術が4409件（約78％）、残りは麻酔科医がかかわらない局所麻酔での手術でした。

　2016年4月現在、当院には常勤麻酔科医15人（指導医4人、専門医4人、認定医4人、レジデント3人）と、看護師41人、看護補助者6人、医療クラーク1人が手術室に在籍しています。

麻酔科医の役割──患者さんの安全確保に最も精通した専門家

　現在のように患者モニターが充実していなかった時代、ある意味で、麻酔科医には芸術家にも似たある種の勘が必要でした。

　心電図、血圧といった限られた情報から、患者さんの状態を読み取り、安全確保をしながら、手術終了と同時に目を醒ます麻酔には、多くの経験とセンスが必要でした。限られた情報をよりどころに行ってきた麻酔深度の推測は、今では実測値（数字）としてリアルタイムに知ることができるようになりました。皮膚の下の血管走行を想像しながら恐る恐る行ってきた中心静脈穿刺は、今では体表エコープローブを使って、深部の血管を直接見ながら安全な穿刺が可能になりました。心臓手術では、患者さんの口から食道に挿入されたエコープローブ（経食道エコー／軟らかい直径1cmほどの筒状の器械）により、手術中から心臓の動きや解剖の観察が可能になりました。専門の資格（JB－POT）を持った麻酔科医が経食道エコーで得られた詳細な情報を心臓外科医に提供し、手術の判断材料としています。

　昔も今も、麻酔科医は痛みを取る専門家であると同時に、患者さんの安全確保に最も精通した専門家です。

昔、手術室、今は中央手術部

　従来、手術室では麻酔科医が患者さんの痛みを取り除き、外科医がメスを執り、手術室看護師が介助し、手術を行ってきました。

　近年、安全のためのモニターは急速に進歩を遂げ、手術中の経皮的酸素飽和度計、呼気炭酸ガスモニター、ＢＩＳモニターなどの出現により、患者さんに関する多くの情報がリアルタイムで得られるようになり、患者さんの安全確保のレベルは著しく向上しています。手術では、傷が小さく、術後痛も軽減され、入院期間も短くなるように、内視鏡を駆使した患者さんの負担を軽減する内視鏡手術が増える傾向にあります。

　一方、心臓や大血管手術に際しては、一時的に心臓の動きを止め、心臓に代わって全身に血液を供給する人工心肺装置の性能が著しく向上しています。しかし、

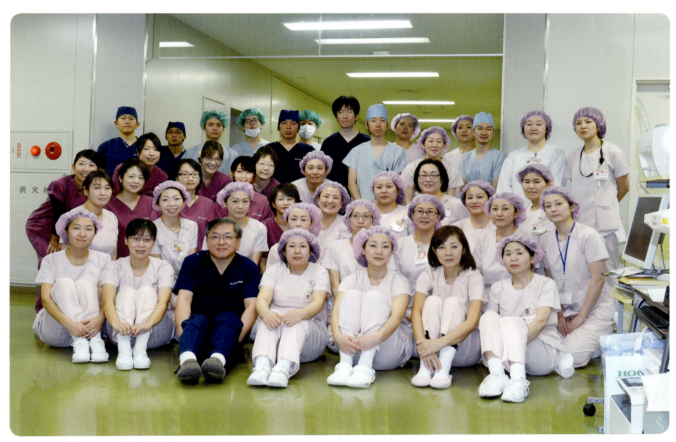

写真　中央手術部スタッフ（麻酔科医師と手術室看護師）

その管理には専門的な知識と技術が必要です。

　患者さんの安全のためのさまざまなモニターや器械、手術に使用する内視鏡やビデオシステムの器機、人工心肺装置をはじめとする複雑な器機を管理する能力を持った臨床工学技士（CE）が必要です。当院では多くのCEが手術室で使われる多様な医療機器の保守点検管理を行っており、大活躍しています。

　過去の手術室は、外科医、麻酔科医、看護師だけでした。

　現在は、外科医や麻酔科医、看護師、CEに加えて、手術室で使用するさまざまな薬品を管理するための薬剤師、部屋を効率よく使用するために手術器械の準備や後片付けを行う看護補助者、医療事務を適切に行うための医療クラークなどの専門職が加わっています。

　中央手術部は、手術する場所を提供しているだけではありません。

　さまざまな分野のエキスパートが連携し、患者さんの手術の成功と安全確保、患者さんのさらなるQOL向上、効率的な手術室運用、医療従事者にとっても働きやすい環境であるように、関係者全てが一丸となって昼夜努力を重ねています。

医療コラム

麻酔の歴史

　近代麻酔科学のはじまりは、亜酸化窒素（笑気）や揮発性麻酔薬の研究が行われた1800年代からです。エーテル麻酔公開実験（1846年）の成功は有名で、急速に全世界に普及しました。1900年代に入り麻酔器が作成され、気管挿管による麻酔法が普及し、現代の基礎が確立しました。肺から呼吸とともに麻酔薬を取り込む揮発性麻酔薬が中心でしたが、2000年代に入り、静脈内に麻酔薬を持続投与する完全静脈麻酔が主流になっています。

診療科紹介／チーム医療を推進し、安心・安全な医療へ

年間1000人の入室。重症病棟での治療とは？

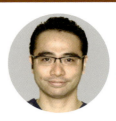

ICU科医長
梨木 洋(なしき ひろし)

ICU科

重症病棟ってどんな所？

「重症病棟」という名称を聞いたことがあるでしょうか？　なじみが薄い場所で、存在すら知らない方がいらっしゃるのではないでしょうか。当院の重症病棟（Intensive Care Unit ＜ICU＞と High Care Unit ＜HCU＞を合わせた病棟）は、3階の手術室の隣にあります。

重症病棟の設備

重症病棟のベットの数は、ICU 8床、HCU12床の計20床です。ほかの病棟と比べて、1床当たりの面積が広くなっています。ICU（写真1）は手術室と接しており、手術が終了した後、すぐに入室できるように配置しています。2床が個室、残り6床はカーテンで仕切る形になっています。HCUはICUに隣接しています。HCU（写真2）は4床が大部屋で、残り8床は全て個室になっています。全ベットに血圧や心電図が表示されるモニターがあり、酸素吸入や痰(たん)の吸引がすぐにできる設備が付いています。

重症病棟に入室する場合

重症病棟に入室する方は、主に大きな手術を受けた後の患者さんです。そのほかに救急車で来られた方が救急外来から直接入室する場合や、ほかの病棟で治療中に容態が悪くなった方が入室する場合があります。主治医が必要と判断した時点で入室が可能です。重症病棟には年間約1000人が入室しています。

大きな手術とは、どのような手術のことでしょうか。具体的には、心臓や大きな血管の手術、食道、肝臓、膵臓(すいぞう)の手術、気管や肺の手術などのことを指します。ほかの手術の場合でも、もともと病気があり、手術後、厳重に観察した方が良いと判断した場合に重症病棟に入室することになっています。重症病棟専属の医師が、主治医や麻酔科の医師と事前に協議します。

一般病棟で治療中の病気が重症化した場合、重症病棟に移って治療を行う場合があります。重症な感染症、大きなけが、熱中症、低体温症、薬物中毒の治療も重症病棟で行います。病状が安定したと判断した時点で、一般病棟に戻ります。

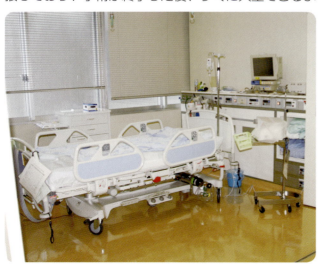

写真1　ICUの個室。テレビのようなものが血圧や脈拍数を移すモニターです

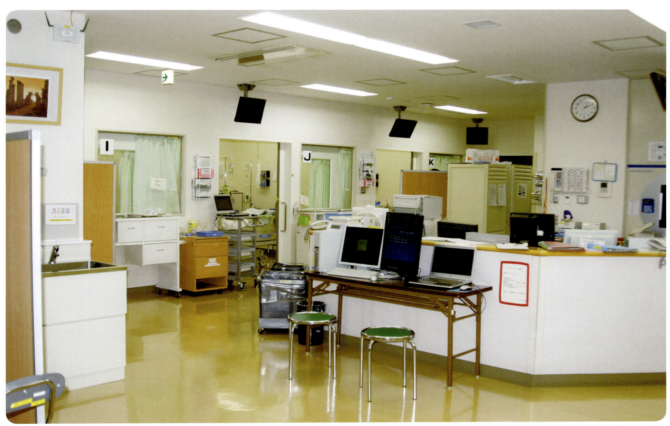

写真2　HCU。1か所から全室を見渡せる構造になっています

重症病棟スタッフの役割

　重症病棟で働くスタッフを紹介します。重症病棟の専属医師は2人です。重症病棟医は、主治医のサポートが主な仕事です。具体的には、人工呼吸器や透析に必要な機械などの生命維持装置の管理、痛み止めや睡眠剤の管理、感染症を治す薬である抗生剤の選択といったものが主な仕事になります。365日24時間対応できる体制をとっています。

　重症病棟の看護師は計60人です。そのうち2人は集中ケア専門看護師の資格を取得しています。重症病棟には、医師、看護師のほかに、理学療法や作業療法といったリハビリテーションスタッフ、モニターや人工呼吸器などの医療機器の管理を専門とする臨床工学技士、栄養療法を進める管理栄養士、衛生面を管理する清掃スタッフが出入りしています。

スタッフが大切にしていること

　予期せずして重症病棟に入室する場合があります。患者さん自身、家族の不安は大きいものです。何が起こったのか、治療はどうするのか、これから先どうなるのか、たくさんのことが心配になるのは無理のないことです。私たちスタッフは、1日でも早く患者さんの病状が安定し、元の生活に戻れるように治療を進めるのと同時に、患者さんや家族の不安な気持ちに少しでも応えられるように心掛けています。もし、何か心配なことが起きた場合には、すぐにそばにいるスタッフに声をかけてもらえれば、と考えています。

　重症病棟は、さまざまな業種のスタッフが、それぞれの専門性を生かして活動する場所です。当院の総力を集結して、入室される患者さん一人ひとりの治療にあたっています。

診療科紹介／チーム医療を推進し、安心・安全な医療へ

あなたの骨は大丈夫！？
国内1300万人の骨粗しょう症

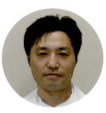

救急医療部次長兼
整形外科長
松谷 重恒
(まつや しげつね)

整形外科

骨粗しょう症って、何？

　骨粗しょう症は骨がもろくなる病気です。骨がもろくなると骨折の危険があるため治療が必要です。背骨の圧迫骨折では、腰の痛みのために横になっての安静期間が長くなることや、下肢の骨折のために歩けない期間が長くなり、寝たきりになってしまうことが問題です。また骨がついても変形したり、痛みが残ったりすることもあります。

　全国の患者数は約1300万人。国民の約10人に1人が骨粗しょう症という計算になります。そのうち治療が行われている患者さんは、約20％と推計されています。

　診断は骨密度を器械で測りますが、立っている高さから転んだくらいの力で背骨や股関節の付け根（大腿骨近位部）が折れた場合（脆弱性骨折と言います）は、それだけで骨粗しょう症と診断されます。

　骨粗しょう症の治療は薬を飲むことが基本ですが、カルシウムやビタミンDを多く含む食品を食べることや運動も重要です。薬の種類には、骨を壊す細胞（破骨細胞）の働きを弱める薬、ビスホスホネート製剤が主流ですが、骨の元になるカルシウムや腸管からカルシウムを吸収させるビタミンD、骨が高度に弱くなっている人には副甲状腺ホルモンなども使います。

もし骨折を起こしたら？

　骨のズレが小さければ、ギプスなどで固定をします。骨のズレが大きかったり、骨折が関節面にかかったりしていて、後に関節軟骨が削れてしまう恐れがある場合には、手術が多く行われます。

　当院はできる限り小さな皮膚切開で手術が行える、低侵襲手術(ていしんしゅう)をめざしています。また下肢の骨折でベッド上での安静が長くなる場合は、筋力低下の予防のため、できるだけ早く手術を行い、早い時期に元の生活に戻れるよう、リハビリテーション技術科との連携のもとで積極的なリハビリテーションにも取り組んでいます。また術後にリハビリテーションの専門病院にリハビリテーションを依頼する場合もあります。

そのほかにはどんな治療をしているの？

　子どもからお年寄りまで、広い範囲の年代の治療を行っているのが整形外科です。特に最近は社会の高齢化に伴い、加齢からくる腰や四肢（手足）の関節の痛みによって病院を受診する患者さんが増えています。

　治療は手術を行う方法と手術を行わずに保存的に治療する方法とに大きく分けられますが、保存的に治療をし、元の状態に戻れれば保存療法が基本となりま

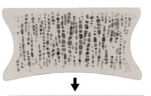
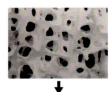
健康な骨の断面

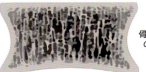
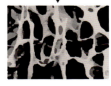
骨粗しょう症の骨の断面

図　骨粗しょう症の骨

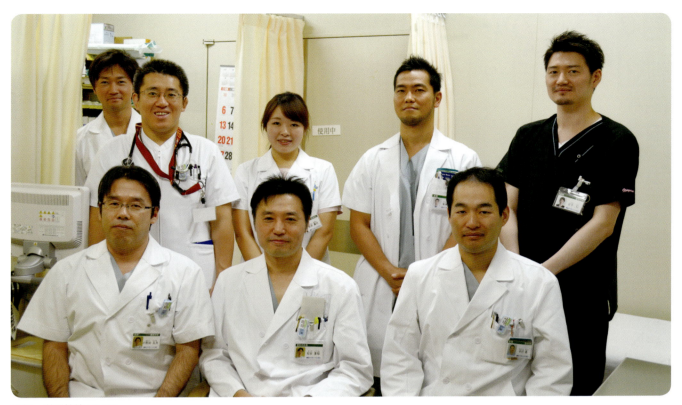

写真1　整形外科スタッフ

す。保存的な治療で回復が難しい場合や、早く元の状態に戻れた方が良い場合には手術を勧めています。当院ではかかりつけ医との連携の下、主に手術による治療が必要な方の診療を行っています。

多く行われている手術は、背骨に関しては、年齢からくる骨の変形により神経の通り道が狭くなる頸椎症性脊髄症や腰部脊柱管狭窄症。椎間板が飛び出て神経を圧迫する椎間板ヘルニアで、症状の強い場合は手術が必要です。股関節や膝の軟骨がすり減って関節が変形した変形性関節症に対しては、人工関節などの手術が必要な患者さんが多く来院しています。また肩関節の拘縮や腱板断裂、膝関節の半月板損傷や靭帯再建、椎間板ヘルニアなど狭い範囲で神経を圧迫する症状が出ている場合には、積極的に内視鏡手術も行っています。

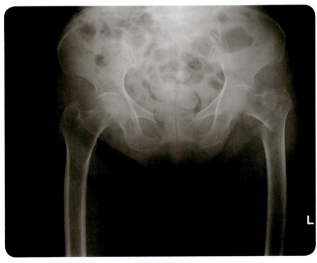

写真2　左大腿骨転子部骨折

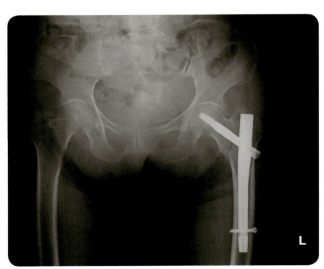

写真3　髄内釘手術後

診療科紹介／チーム医療を推進し、安心・安全な医療へ

目の負担が少ない極小切開手術を知っていますか？

眼科

眼科長
吉田 憲史

眼科医長
佐々木 克哉

極小切開白内障手術のメリット

　皆さんは白内障という病名を耳にしたことがあると思います。白内障は、目の中にあってカメラのレンズの働きをしている水晶体と呼ばれる器官が濁ってくる病気です。原因はいろいろですが、最も多いのは加齢によるものです。目がかすむ、視力が落ちた、まぶしい、物が二重三重に見えるなどが白内障の症状です。

　白内障の治療として点眼薬や内服薬がありますが、白内障の進行を少し遅らせる程度の効果しかなく、白内障を治して視力を回復させることはできません。白内障の進行によって見えにくくなり、日常生活に不自由を感じるようになったら、手術を考える時期です。日常生活に不便が生じているのに、我慢する必要はありません。特別な場合を除いては、高齢だから手術ができないということはありません。

　白内障手術では、濁った水晶体を超音波で細かく砕いて吸引し、「眼内レンズ」と呼ばれる人工のレンズを挿入する方法を行います。以前は白目を6mmほど切って手術を行っていましたが、近年では折りたたみ式眼内レンズの出現によって、約3mm切ることで手術を行う小切開白内障手術が主流となりました。

　さらに、最近ではより小さな傷口で手術ができるようになり、当院では2.0～2.2mmにまで小さくした最新の極小切開白内障手術を行っています（写真1）。傷口を小さくすることで創の治りが早く、手術による炎症を抑え、より早期から安定した視力を得ることができるようになります。また、当院の白内障手術器械は、従来の縦方向（前後方向）の超音波振動に、横方向の振動を加えた最新のトーショナルフェコ方式によって白内障を砕くことができ、目への負担が少なく効率の良い手術を行っています。

　最近の白内障手術は非常に安全性が高い手術ですが、まれに手術の合併症によって視力障害が生じる場合もあり、医師とよく相談して決めましょう。

極小切開硝子体手術のメリット

　皆さんは硝子体について聞いたことがありますか？眼球内にある透明などろどろした液体が硝子体です。眼科ではこの硝子体を手術することがあります。硝子体手術はほとんどの人には一生無縁ですが、硝子体に出血したり、網膜の病気になった場合に手術をすることがあります。

　硝子体に対する現在のような手術は40数年前から始まり、改良を重ねてどんどん進化しています。手術は黒目の脇に穴を開けてそこから器械を眼の中に差し込んで行います。硝子体手術が始まった頃には穴の大きさは1.5mmでしたが、技術の進歩とともに穴はど

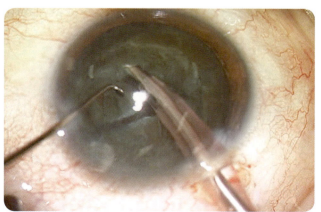
写真1　極小切開白内障手術

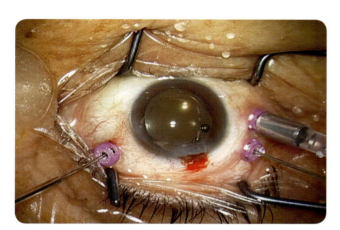

写真2　27G（ゲージ）システムによる極小切開硝子体手術

んどん小さくなり、現在は約0.4mmの穴から手術できる機械が現れています。当院では2015（平成27）年からこの0.4mmの穴で手術ができるシステム（写真2）に、広い視野で効率よく手術ができる広角眼底観察システム（写真3、4）を組み合わせて硝子体の手術を行っています。

　小さな穴で行う硝子体手術を極小切開硝子体手術と言います。では、小さな切開で手術を行う利点はなんでしょう？

　0.4mmの切開創(そう)は、一般的に腕に行う静脈注射針よりも細く、縫合を必要としません。以前の手術では眼表面を糸で縫っていましたが、現在は無縫合となって術後の異物感が軽減されています。縫合しない分、手術時間も短くなっています。また、創の治りも早く、術後の充血が早期に治まります。

　極小切開手術が一般化すれば、今後は軽症の患者さんには日帰り手術が増えるかもしれません。ただ、創が小さい分、手術器械は細くて繊細で力をかけた操作は難しく、重症者には従来の大きい器械でなければ対応できない場合もあり、患者さんによっては使えないこともあります。

　もし、皆さんが将来、硝子体や網膜の病気になって極小切開で手術を受けたいと思ったら、かかりつけの医師に相談して当院を紹介してもらってください。

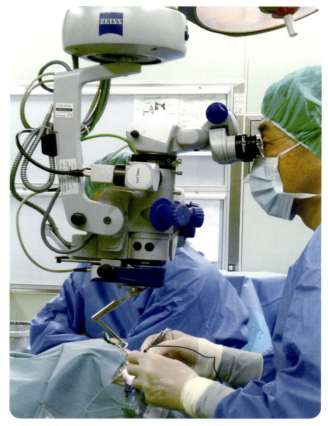

写真3　広角眼底観察システムを用いた極小切開硝子体手術の様子

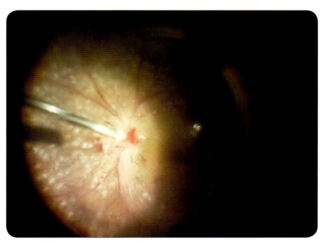

写真4　硝子体手術中の眼内の様子

診療科紹介／チーム医療を推進し、安心・安全な医療へ

鼻副鼻腔手術は、内視鏡で患者さんの負担は軽く

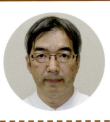

中央手術部次長兼
耳鼻いんこう科長
遠藤 芳彦

耳鼻いんこう科

難治性の副鼻腔炎が増加

　慢性副鼻腔炎（いわゆる蓄膿症、写真１）は、鼻の病気として代表的なものの１つです。以前に比較すれば減少傾向にあり、その理由として、衛生環境が良くなったことや抗生物質などの薬の発達、栄養状態の改善などが挙げられます。しかし、最近では好酸球性副鼻腔炎と呼ばれる、新たな難治性の副鼻腔炎が増加しており、手術が必要になることも少なくありません。

　当科で年間を通じて最も多く行われている、鼻の内視鏡下鼻副鼻腔手術（ESS）について、述べたいと思います。

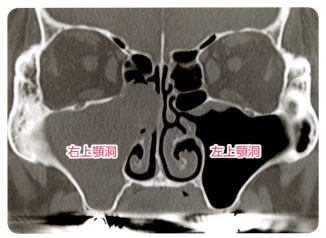

写真１　右慢性副鼻腔炎のCT画像。右上顎洞を中心にポリープを認めます。左は正常で鼻の中と上顎洞と交通が保たれています

対象となる病気には、どんなものがある？

　主な対象となる病気は、次のとおりです。

- 慢性副鼻腔炎・鼻茸（鼻ポリープ、写真２）
- 術後性頬部嚢胞（以前蓄膿症の手術をした後に、嚢胞と呼ばれる袋ができて、頬が腫れたり、痛んだりします）
- 歯性上顎洞炎（虫歯などが原因する副鼻腔炎）
- 副鼻腔真菌症（真菌と呼ばれるカビが原因）
- 好酸球性副鼻腔炎など

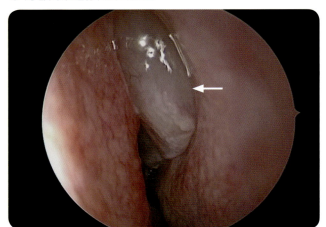

写真２　左鼻腔内の鼻茸（鼻ポリープ）。半透明で柔らかい

内視鏡下鼻副鼻腔手術（ESS）は、どんな手術か？

　約１週間の入院で、ほとんどは全身麻酔下に行われますので、手術の痛みはありません。手術時間は１～２時間です。鼻の穴から内視鏡を入れてTVモニターで観察し、器械を挿入して手術を行います（写真３）。以前、行われていたような、上の歯茎を切開して、骨を削って行う手術は、特殊な例を除き、ほとんど行われていません。そのため、手術後に頬が腫れたり、しびれたりすることは、ほとんどなくなり、患者さんの負担も軽くなりました。

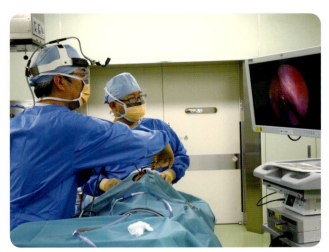

写真3　内視鏡下鼻副鼻腔手術。TVモニターを見ながら手術を行います

慢性副鼻腔炎	49
術後性頬部嚢胞	27
好酸球性副鼻腔炎	14
歯性上顎洞炎	7
上顎洞真菌症	6
蝶形骨洞炎	3
副鼻腔乳頭腫	2
篩骨洞嚢胞	1
その他	4
合計	113

表　内視鏡科鼻副鼻腔手術の内訳（2014年）

　人の顔の中には、副鼻腔と呼ばれる空気の入った空間があります。それらの副鼻腔は、鼻の中と「交通」をしており、風通しが良いような構造になっています。ところが、鼻の粘膜が炎症を起こしたりすると、粘膜がブヨブヨして腫れてきます。副鼻腔と鼻の中との間の交通路が塞がってしまうと、鼻汁などが、排泄されずに滞ってしまい、悪循環に陥り、副鼻腔炎の状態となります。

　内視鏡下鼻内手術は、病的な粘膜を除去し、副鼻腔と鼻の中との間に交通路をつけて開放し、たまっている鼻汁などを吸引して、正常な形に近づけるような手術です。

当院での内視鏡下鼻副鼻腔手術（ESS）

　2014（平成26）年に当科で行った内視鏡下鼻副鼻腔手術症例は113例でした。内訳は「表」のとおりです。

　鼻茸（鼻ポリープ）は、慢性副鼻腔炎や好酸球性副鼻腔炎で多く認めますが、中には、鼻の中にたくさん充満して、ほとんど鼻で呼吸ができない患者さんもいます。鼻茸が高度の場合には、マイクロデブリッターという特殊な器械を使って手術を行います。先端に回転する刃がついており、ポリープを吸引しながら切除します。出血で見えにくい場合でも視野がとりやすく、手術時間の短縮に役立っています。

　術後性頬部嚢胞は、以前蓄膿症を手術した人になりやすく、術後、数年から数十年後になって、嚢胞と呼ばれる液体がたまった袋ができる病気です。袋のできる場所により症状はさまざまですが、頬の痛みや腫れが多く、中には眼に複視（物が二重に見える）などの症状が出ることもあります。

　歯性上顎洞炎は、虫歯などが原因で、副鼻腔炎になる病気です。必ずしも歯の痛みを伴うわけではないため、歯が原因と気づかれずに治療されていることがあります。当科では、歯性上顎洞炎と疑われた場合は、当院歯科口腔外科と連携して検査や治療にあたっています。

　副鼻腔真菌症とは、副鼻腔に真菌（カビの一種）が繁殖する病気で、副鼻腔の中に粘り気の強いチーズのようなものがたまります。ほとんどは、寄生型といわれ、症状は比較的軽い場合が多いのですが、薬では治りにくく、根本的には手術が必要となります。また、糖尿病や高齢者など免疫力が低下している患者さんの場合には、浸潤型の真菌症といわれる重症になるタイプもあり、注意が必要です。

医療コラム

好酸球性副鼻腔炎とは？

　好酸球性副鼻腔炎とは、薬や手術治療でも、治りにくい副鼻腔炎として近年、注目されています。大人になって発症する例が多く、多数の鼻茸やニカワのような粘り気の強い鼻汁がたまり、鼻詰まりがひどく、匂いを感じにくくなります。気管支喘息やアスピリン喘息を合併することが多いのが特徴です。

診療科紹介／チーム医療を推進し、安心・安全な医療へ

まるわかり！糖尿病と皮膚の深イイ関係

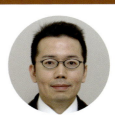

皮膚科長
森 康記
もり やすき

皮膚科

皮膚の変化で糖尿病の有無が分かるケースも

「えっ、糖尿病と皮膚って何か関係があるの？」と驚きの声が聞こえてきそうですが、大変、密接な関係があるのです。逆に言うと、皮膚の変化で糖尿病の有無が分かる場合もあります。糖尿病にかかっている人は、その調子の良し悪しを知ることもできるのです。

厚生労働省の2014（平成26）年「国民健康・栄養調査」によると、糖尿病有病者（糖尿病が強く疑われる人も含む）の割合は、なんと男性が15.5％、女性が9.8％で、2006年調査に比べ増えていることが判明しました。糖尿病は50歳を超えると増えはじめ、70歳以上では男性の4人に1人、女性の6人に1人が糖尿病とみられます。決して、人ごとではなく、家族や友人も気をつけなくてはならない病気なのです。

糖尿病の合併症でいち早く現れるのは感覚を支配する神経の障害で、それに伴い皮膚の変化も起きます。具体的には次の症状などがあります。

1. 足が妙に冷えたりほてったりする
2. 足がしびれている（指先がピリピリした感じ）
3. 足先が痛い
4. 足の皮膚が乾燥してひび割れがひどい
5. 水虫が急にひどくなった
6. 足にウオノメやタコができやすくなった（神経障害で歩き方が変化するため）

「足がモカモカする」に要注意！

実はこれらの症状から糖尿病が発覚することもあるのです。私が岩手県北の病院に勤務していたときの糖尿病の患者さんの訴えのナンバーワンは「足のウラがモカモカする」でした。これは足の感覚神経障害を言い表している適切な表現ですね。周囲にこう漏らす人がいたら、一度、医師の診察を勧めてみましょう。

そのほか、皮膚の強いかゆみである「皮膚掻痒症（そうようしょう）」。これは糖尿病で起きる脱水症状から皮膚の乾燥と感覚神経障害によるものです。長期間かきこわしていると、皮膚に深いカサブタを作る穿孔性皮膚症（せんこうせい）や痒疹（ようしん）もできます。そして最も大切なものに「皮膚感染症」が挙げられます。化膿（かのう）した「おでき」や足の白癬（はくせん）（水虫）、女性のカンジダ（カビ）感染による「膣（ちつ）カンジダ症」などは日常よくみられるます。時として足の指の間から化膿菌が入り込み蜂窩織炎（ほうかしきえん）（蜂巣炎（ほうそうえん）ともいう）を起こすことがあります。きっかけは白癬、けが、深爪や自己流のウオノメ削りでの傷、犬猫などの動物に噛まれたとき、温度感覚麻痺（まひ）のための低温やけど（写真1）などさまざまです。

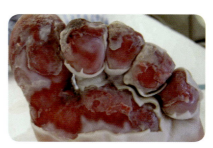

写真1
糖尿病患者さんのやけど
（ストーブ前で寝ていた）

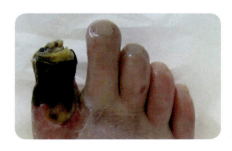

写真2
糖尿病性壊疽

壊疽になりやすい危険因子とは？

　不幸なことに神経障害で痛みを感じないで遅れて受診するケースが多いのです。通常は化膿止めの内服、適切な軟膏（なんこう）処置で治りますが、手当が遅い場合は糖尿病性壊疽（えそ）（写真2）に進展してしまい最悪の場合は、足の切断ということになりかねません。足が少し赤いだけで「先生、壊疽ですか？」と心配する方がいますが、壊疽にはなりやすい危険因子があります。それは、65歳以上の男性、Hb（ヘモグロビン）A1cが8％以上、足の血行が悪い病気の合併（略してASO、現在はPADとも言います）、腎臓が悪い人、神経障害のある人、足が変形している人、ウオノメ・タコのある人、過去に切断の既往がある人、足に合っていない靴を履いている人（靴ずれを起こす）などです。これら以外のきちんと通院治療をしている人はあまり心配することはありません。

　しかし、いったん足を切断ということになると生活の質は著しく下がります。また切断した方の生命予後は、5年生存率（発症から5年生きられる確率）でみると、大腸がんや乳がんを大きく下回る40％といわれています。つまり、全身の血管が動脈硬化で傷んでいることが予想されるのです。その動脈硬化は将来的に心筋梗塞（しんきんこうそく）、脳梗塞（のうこうそく）のきっかけになります。これらを予防するには、糖尿病をきちんと治療することが第一です。

　清潔を保つことも重要な予防策で、1日1回は足を洗うようにして観察することです。冬場は直接足にカイロなどを当てるのはやめてエアコンや衣服、暖まる

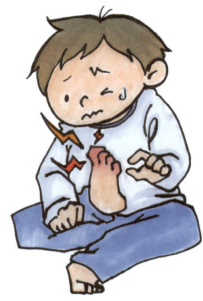

（イラスト作者／7階東病棟看護師　武田志穂）

靴下で温度調整しましょう。ひび割れがあれば、保湿クリームなどで保湿しましょう。勝手な自己判断、ましてや放置は禁物です。

　糖尿病壊疽は、絆創膏（ばんそうこう）で隠れるほどの小さな傷から始まるケースも多いのです。転ばぬ先の杖、皮膚に異常があれば早めに受診することが大切です。何か心配事があれば、お気軽にご相談ください。

医療コラム
「スキンケア今昔物語」

　江戸時代の化粧、まず洗顔は「ウグイスの糞（ふん）」。保湿効果があり広く使われていた。自家製のヘチマ水や野ばらを蒸留した「花の露」という化粧水がヒット。お歯黒や眉をそり落とすのはもっぱら既婚者、おしろいは鉛が入っていたので命がけだった（高貴な家に鉛中毒続出）。パッチリ目は不細工とされ、目を細く見せるために苦心していたとか。

　昭和初期のスキンケアを私の老父母に聞き取り調査断行。母方は薬局経営で裕福な家？　石けん（G乳、K王、Mツワ）で洗い「鉄鉱泉」なる化粧水？をつけてU○ナクリームをつけていたそうな。父方は子沢山の余裕なし作家ゆえ「風呂は銭湯で週1回、粉石鹸と粉シャンプー、母親だけはS堂のアストリンゼントを使ってらっけ」「昔はアトピーなんてなかった。今の子たちは洗い過ぎでねえのスか」ハイ、お説ごもっとも！

診療科紹介／チーム医療を推進し、安心・安全な医療へ

その痛み、軽くなるかもしれません

ペインクリニック科

前ペインクリニック科長
佐藤 朗(さとう あきら)

ペインクリニック科長
野口 浩輝(のぐち こうき)

　ここ数年、痛みに関する研究成果と治療薬の登場には私たち医療者にも驚くものがあり、この5年でも格段の違いがみられます。あの時代にあのつらい痛みを経験された方たちにも使えていたなら、と振り返ることは度々です。皆さんが痛みから解放されるようにお手伝いをできるかもしれません。まずはペインクリニックへの受診について主治医に相談してみてはいかがでしょうか。

痛みとは何でしょうか？

　痛みとは何でしょうか？　私たちは痛みを感じるおかげで、病気やけがを未然に防ぐことができます。つまり、自分の体に異変が起きている警告のサインです。痛みが生じたら原因を見つけて回避します。よって、このような急性痛には、存在する意義があるのです。

　しかし、急性痛は長く存在することはありませんが、病気やけがが治っても痛みだけが続くことを慢性痛と呼んでいます。慢性痛が発現する機序（仕組み）は、完全には解明されていないようです。慢性痛には存在する意義はなく、生活の質に悪影響を及ぼすだけで、大きな社会問題にもなっています。

　急性痛への対応ももちろん必要で、急性痛が長く続くと、その後に痛みの原因が治癒しても脳や脊髄が自動的に痛みを生じることが、慢性痛へ移行する機序の1つのようです。特に、この慢性痛に対する治療は痛みの専門医であるペインクリニックをお勧めします。

痛みの種類
――侵害受容性疼痛、神経障害性疼痛、心因性疼痛

　痛みの発生源により侵害受容性疼痛、神経障害性疼痛、心因性疼痛の3つに分類されています。侵害受容性疼痛は、日常に体験することがある痛みで、例えば、けがなどで体の細胞の損傷により生じた発痛物質（痛みを誘発する化学物質）が、神経の末端を刺激することで生じる痛みです。神経障害性疼痛とは、神経の損傷で生じる痛みです。神経とは通常は痛みの信号を伝達する電線の役割ですが、その電線の働きが鈍ると不思議なことに痛みが生じます。帯状疱疹の後の神経痛や糖尿病による神経障害による痛みなど数多くあります。

　心因性疼痛とは、体そのものには痛みを引き起こす異常が見当たらないのに痛みが生じることです。これは痛くないのに痛いと患者さんが言っているのではありません。実際に脳では痛みを認知しているのです。ストレスなど、何らかの原因で脳や脊髄の痛みを抑える神経（神経には痛みを伝える神経と痛みを抑えてくれる神経があります）が不調となっていると考えています。

痛み止めの種類
――消炎鎮痛薬、オピオイド、鎮痛補助薬

　鎮痛効果の期待できる薬は多種類あります。大きく分類すれば、消炎鎮痛薬、オピオイド、鎮痛補助薬の3種になります。消炎鎮痛薬は通常使われている薬です。痛みのある局所に作用する薬で、組織損傷や炎症

で生じる発痛物質の産生を抑えてくれます。急性痛に用いられることが多い薬です。欠点は、腎臓の働きを低下させたり、胃腸障害を起こす心配があるため、特に高齢の方の長期連用には注意が必要となります。

オピオイドには脊髄や脳に作用して痛みの伝導を抑える働きがあります。欠点は吐き気や便秘の出現が予想され、あらかじめ胃腸薬や下剤の併用で対応します。オピオイドの長所は何と言っても鎮痛効果に優れていることと、長期間使用しても消炎鎮痛薬にみられるような体に障害を及ぼす副作用がないことです。オピオイドの代表はモルヒネですが、最近はモルヒネよりも副作用が少なく非常に使いやすい薬が数種類登場しています。以前は難しかった慢性痛も、最近は多くの患者さんがその薬の恩恵を受けています。

鎮痛補助薬にも数種類あります。代表的なものが抗うつ薬と抗てんかん薬です。痛みの治療においては、うつやてんかんのために使うのではなく、鎮痛効果を期待して使用します。単独でも鎮痛効果はみられますが、前述の鎮痛薬と併用することで鎮痛効果が高まります。特に、慢性の痛みに効果がみられます。抗うつ薬には痛みを抑えてくれる神経の活動を活発にする作用があります。気持ちが落ち込んだために使うのではなく、鎮痛目的に使用することがあります。抗てんかん薬は痛みを伝える神経の興奮を抑える優れた薬です。

1. 難治性疼痛に対して、近年、新たに使用できるようになった薬剤

消炎鎮痛薬だけでは、痛みが抑えられない難治性疼痛に対して、これらの薬剤を使用して、痛みの緩和をめざします。

2010年	プレガバリン（リリカ） メキシレチン（メキシチール） フェンタニルパッチ （デュロテップパッチ、フェントス）
2011年	トラマドール （トラムセット配合錠、トラマール）
2016年	デュロキセチン（サインバルタ）

2. 国内での、主なモルヒネ系製剤の導入時期

1990年以後、さまざまな薬が使えるようになりました。痛みの性状に合わせて最適な、副作用の少ない薬を使用すれば、ほとんどの場合、痛みを和らげることが可能です。

1989年以前	モルヒネ粉、錠、注射
1990年	モルヒネ徐放剤
2003年	オキシコドン徐放剤
2008年	フェンタニル貼付剤
2013年	メサドン フェンタニルバッカル、舌下錠
2014年	タペンタドール

医療コラム

ペインクリニック専門医の施設

痛みの原因、経過にはさまざまあります。従って対応方法も多くあります。困った痛みで閉じこもっている必要はありません。岩手県内にも多くのペインクリニック専門医がいます。どのような痛みでも相談してみてはいかがでしょうか。

岩手県立宮古病院ペインクリニック（宮古市）、岩手県立中部病院ペインクリニック（北上市）、岩手県立胆沢病院ペインクリニック（奥州市）、岩手医科大学附属病院ペインクリニック（盛岡市）、栃内第二病院ペインクリニック（滝沢市）、ささきクリニック（花巻市）。

診療科紹介／チーム医療を推進し、安心・安全な医療へ

親知らずの話

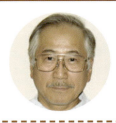

参与
横田 光正
よこた みつまさ

歯科口腔外科

痛くない局所麻酔

通常の歯科治療にまつわる心配は、エアータービンの金属音がいやだ、痛い、腫れる、出血するなどでしょう。

突然、親知らずの腫れや痛み（智歯周囲炎）が生じると抜歯のことが心配になるものです。友人たちは余計なお節介をやき、「痛いぞ、時間がかかったぞ、腫れるぞ」と脅かします。ですから、患者さんにとって抜歯に訪れたときには相当に心臓が縮んでいることが多いようです。でも、それは全くの見当違いです。過去、そんな目に遭った人は気の毒としか言いようがありません。きっと、患者さんの身になったことのない歯科医が抜歯したのではないでしょうか？ 患者として経験のある歯科医は、そのことを十分知っており、十分な配慮を行っています。では、なぜ痛いのでしょうか？

歯科で使用される局所麻酔は細い針（27～30ゲージ）を使っていて痛くないはずなのですが、なぜか痛い……。それは骨膜下麻酔や歯根膜内麻酔（骨を包む膜や歯と骨との間に多くの痛みを感じる器官があります）が多用されるからです。学生への講義では次のように力説しています。「麻酔の効いたところに麻酔を打てば痛くないですよ」と。

当科は親知らずの抜歯で、最初から痛いところには麻酔をせずに、順次必要な神経に麻酔効果が得られ、痛くないように麻酔を行っていきます（麻酔カートリッジ1.8ml 約1本で十分）。その後すぐに、疼痛がないか確認して抜歯します。何本も麻酔注射を打つ方法では、針の刺入部位から麻酔液が漏れてかえって効果がありません。多くの麻酔薬を使用した場合とそうでない場合、後者は麻酔が早く覚め不快感も少なく、創部の治癒もいいように思います。

腫れない親知らずの抜歯

次に「腫れない痛くない抜歯術」ですが、どこが違うのでしょうか？ それは、必要最小限の切開と粘膜骨膜弁をひと塊として剥離を行い、最小限の歯槽骨削除量と適切な歯の分割、直後の洗浄、後出血を予防する縫合の仕方などが違います。手術時間も15分から30分程度で終わります。友人たちに脅かされたのとはだいぶ違うでしょう？

帰りには友人の話と違っていたことに驚いたり、1週間後の抜糸のときの話で、わずかな頬部腫脹（抜歯部の頬側歯肉）はあったものの、予想した痛みがなく夜間の鎮痛薬を全く服用することはなかった、と報告する方が多数います。一般にいわれていることとは違いませんか？

当科はこんな親知らずの抜歯を行っています。でも、県内各医療機関からの紹介の患者さんの中には、非常に困難なケースもあり、CT撮影（写真1、デンタルCT／水平埋伏歯根が下歯槽管の神経や血管と接したり、圧迫しています）を行い、骨折などの危険があるので安全のため、入院して全身麻酔下に抜歯する方もいます。病院の歯科口腔外科ですからそのときも専門医が安全に対応しています。

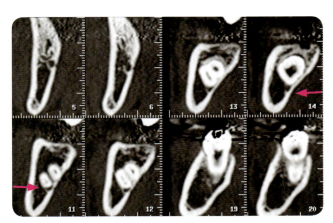

写真1　水平埋伏歯のD-CT
　　　　下歯槽管（神経・血管）を圧迫している

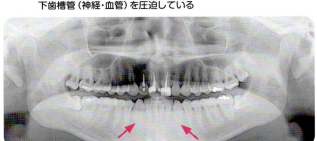

写真2　パノラマ写真（水平埋伏歯と歯列不正）

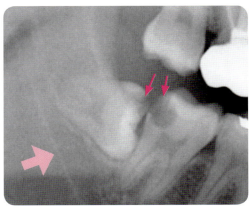

写真3
埋伏歯と
前方歯のう蝕

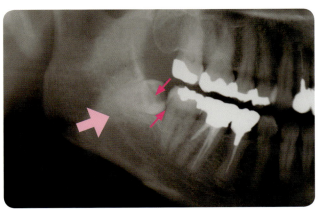

写真4　埋伏歯と前方歯の根面う蝕

健康なうち、若いうち、結婚前に親知らずの抜歯を

　親知らずがあって尻込みしていた人、腫れたり、前方歯、特に犬歯など歯並びが狂ったり（写真2）、親知らずの前の歯が虫歯（写真3、4／歯髄に達するものもある）になる前に受診してみてはいかがでしょうか？　年齢が過ぎて骨粗しょう症や重篤な疾患になったときや、骨粗しょう症の治療に用いるＢＰ製剤や骨転移に対する骨治療薬（抗RANKL抗体／ランマーク）などを使用していると休薬しても一定期間（1〜3か月程）抜歯ができなくなることもあります（知らずに抜歯すると骨髄炎になります）。健康なうち、若いうち、結婚前に（妊娠中は抜歯できない〈6か月間程〉こともあります）親知らずの抜歯を勧めています。

医療コラム

歯科口腔外科医長
齋藤　大嗣（さいとう だいし）

何が違うの？　一般歯科と口腔外科

　街の歯科で対応できないといわれた有病者（糖尿病・脳梗塞・心臓病など）の抜歯や親知らずの抜歯も行っています。一般には知られていませんが、全身麻酔の手術も行います。言ってみれば、抜歯のプロフェッショナルです。

抜歯は歴史上いつ頃から行われていた？

　人類の抜歯の記録は、有史以前より行われていたのが、出土人骨より明らかですが、治療というより、宗教的儀式などで行われていたのではないでしょうか。近世では虫歯や歯槽膿漏症で抜歯していたようです。

診療科紹介／チーム医療を推進し、安心・安全な医療へ

岩手県立中央病院看護部の襷(たすき)をつなぐ
──看護理念の伝心伝承

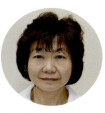

看護部長
松浦 眞喜子(まつうら まきこ)

看護部

看護部は、岩手県立病院の崇高な基本理念と中央病院の基本理念を礎に、「看護部の理念」を掲げています。看護部の理念は「私たちは、患者さんの心に寄り添い安全であたたかい看護を提供いたします」とうたい、看護職員が従事する全ての部署に掲示しています。当院を訪れる患者さん・家族に寄り添い、24時間365日安全・安心を最優先に看護を提供しています。看護部の概要と看護の取り組みについて紹介します。

看護部の概要

1. 看護部沿革（新病院へ移転後から）

看護部の主な沿革は「表1」のとおりです。

1987（昭和62）年	看護部院内研修開始
1988（昭和63）年	看護部委員会活動開始
1995（平成7）年	プライマリーナーシング制導入
1998（平成10）年	岩手県立大学看護学部臨地実習受入れ
2005（平成17）年	認定看護師の専従・専任活動開始
2008（平成20）年	外来看護体制変更と病棟7：1看護体制
2011（平成23）年	3月11日東日本大震災により、被災地からの患者受入とDMAT派遣、宮古・高田地区被災地への支援活動
2011（平成23）年	看護補助者の夜勤導入
2015（平成27）年	「看護専門外来」開設

表1　看護部の沿革

2. 看護職員の構成

看護職員は看護師・助産師・准看護師・看護補助者で構成され、2016（平成28）年4月現在の看護職員数806人は院内最大の組織です。

3. 専門・認定・特定行為を担う看護師について

2016年4月現在、専門領域に優れた知識と技術を有する専門看護師2人、認定看護師16人、創傷管理における特定行為（医師の指示の下、医療行為を実施）を行う看護師1人がおり、院内のみならず地域においても活躍しています。

4. 看護単位について（外来や病棟）

看護単位は「表2」のとおりです。

一般病棟	4階から9階まで11病棟
集中ケアユニット	ICU・HCU
外来部門	一般外来・救急センター／内視鏡
手術部門	
放射線部門	

表2　看護単位について（外来や病棟）

写真1　看護部基本理念

（写真1の内容）

看護部理念

私たちは、患者さんの心に寄り添い
安全であたたかい看護を提供します

看護部基本方針

岩手県立中央病院の看護職員としての責務を自覚し、変わることのない確かな「看護の真髄」を護り育み、県民に信頼される質の高い看護を提供します

1. 私たちは、患者さんの権利を尊重し、安心であたたかい看護に努めます
2. 私たちは、専門職として時代と県民のニーズに応えられるよう自己研鑽に努めます
3. 私たちは、チーム医療を推進し病院機能を高めていきます
4. 私たちは、健全経営の意識を持ち安全で効率的な業務を推進します
5. 私たちは、自分たちの「看護の歴史」を大切に積み重ねていきます
6. 私たちは、看護職として広い視野を持ち社会的な活動に積極的に参加します

看護部委員会の活動

1987（昭和62）年に看護部委員会が組織化され、看護上の課題解決や看護の質向上、人材育成を目的に委員会活動を展開しています（表3）。

① 安全委員会
② 感染対策委員会
③ 研修委員会
④ 研究委員会
⑤ 看護の質委員会
⑥ 看護記録委員会

表3　委員会名（2016年4月現在）

岩手県の地域医療・看護を担う人材育成

当看護部は1987年から、地域のニーズに応え、信頼される看護の実践、専門職としての知識・技術・資質の向上をめざし、現任教育を開始しました。現在は看護師個人と看護部組織のニーズが一致しキャリア開発ができるよう、教育体制を整え人材育成に努めています。

24時間365日看護を提供するために——看護提供システムの変遷と現在

社会動向の影響を受け医療提供体制が変化します。病院の変化に伴い看護を提供する仕組みも変わります（表4）。

1985（昭和60）年	チームナーシングを主とした受持ち制
1995（平成7）年	プライマリーナース制
2006（平成18）年	固定チーム継続受持ち制
2014（平成26）年	患者受持ち制（病棟単位ごとのシステム）

表4　中央病院看護提供システムの変遷

現在は「患者受持ち制」を基本に、疾患や入院期間等を考慮し、病棟ごとに最適なシステムを取り入れています。患者さんに寄り添った看護を実践するために、受持ち看護師が責任を持って看護計画を立て、当日担当看護師と連携、補完しながら看護を提供しています。

看護部の使命——看護理念の伝心伝承

当看護部は先輩諸氏が、社会や看護の動向をタイムリーに察知し、優れた先見性と進取の気風で、地域のニーズに対応しながら、看護部理念の襷をつないでくださいました。私たちは、この襷をしっかりと受け継ぎ、次代を担う看護者に襷を渡し、地域の医療・看護に貢献します。

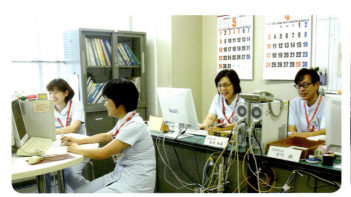

写真2　看護事務室

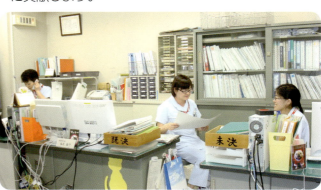

診療科紹介／チーム医療を推進し、安心・安全な医療へ

看護専門外来
──通院や在宅医療を支え、日常生活の質向上をめざして

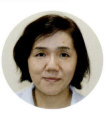

看護部次長兼
看護師長
菊池 由美

看護部

看護専門外来の役割とは？

入院する期間が短く処置や治療のために通院し、生活を送る患者さんが増えています。看護師には病気を持ちながら暮らす患者さんの、生活を支えるために支援をするという役割があります。看護専門外来は病気とうまく付き合いながら、自分らしく生活していくことができるよう、専門的な知識を持った看護師が医師と協力して、ケアの指導や支援、悩みや心配事の相談に応じる外来です。

5つの看護専門外来

1. がん看護専門外来

がんの治療は日々進歩しており、たくさんの治療法があります。その中から効果や副作用を理解し、患者さん自身で選択することが大切です。その治療を選択する支援や、体の苦痛だけでなく落ち込みや悲しみなどの心のつらさ、経済的な悩みなどの相談を行っています。

2. 乳がん看護専門外来

乳がん治療について分からないこと、乳がん治療中

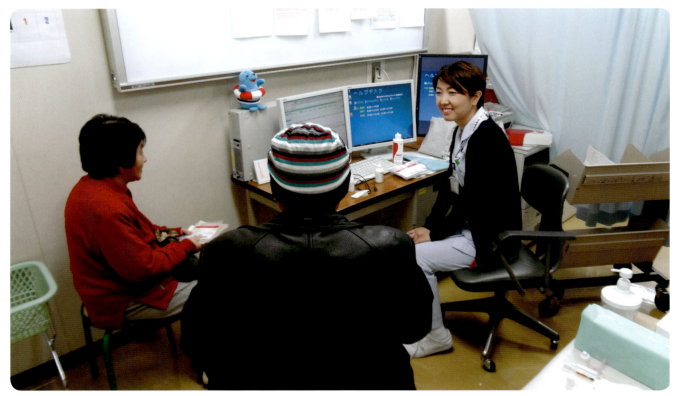

写真1　ストーマ・スキンケア（創傷）看護専門外来

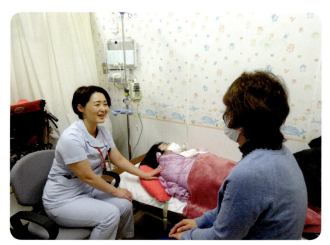
写真2　小児看護専門外来

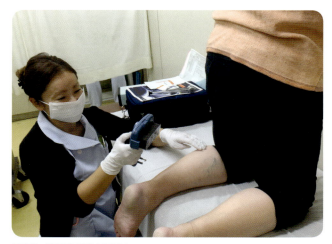
写真3　糖尿病療養支援外来

の生活について、治療が終わってからの悩みや心配事の相談に対応しています。子育てや家事、仕事との両立の悩み、手術後の下着の工夫やリンパのむくみなど、治療が終わっても続く気持ちのつらさを傾聴します。

3. ストーマ・スキンケア（創傷）看護専門外来

ストーマ外来は、人工肛門や人工膀胱などの患者さんが対象です。スキンケア（創傷）外来は、尿や便の漏れ、手術した後の傷、潰瘍を作りじくじくした足の手入れなどの患者さんが対象で、処置、指導、相談を行っています。また、年に一度「すみれの会」というストーマ患者会も開き、皆さんの情報交換の場を提供しています。

4. 小児看護専門外来

成長や発達の遅れ、喘息やアレルギー、産後の育児不安、哺乳や離乳食など育児の悩み、兄弟や家族についてなど、小児のことについて幅広く相談を受けています。また管を使った栄養や、酸素を使いながら、家で過ごすための支援方法について指導も行っています。

5. 糖尿病療養支援外来

糖尿病とうまく付き合いながら療養生活が送れるように、日本糖尿病療養指導士が担当し個別指導を行っています。初めて糖尿病と診断された方、血糖コントロールが良くならない方、糖尿病の療養生活の中で困っていること、悩んでいることなど、糖尿病に関する相談に応じています。特に、合併症予防のための透析予防指導やフットケアに力を入れています。

患者さんが自宅でより良く過ごせるために

看護専門外来は、専門の看護師が一定の時間を確保し個室でしっかりと話を聞き、相談に応じています。専門の看護師とは、各分野の専門的な知識と技術を学んだ看護師です。患者さんや家族の方が、病気を抱えながらも自宅でより良く過ごせるための支援をしたいという、熱い思いで対応しています。

医療コラム

5階東病棟 泌尿器科チーム

尿失禁予防の骨盤底筋体操

尿漏れでお困りではありませんか？　加齢や手術、産後の影響で骨盤底筋が緩み尿漏れが起こります。骨盤の底にある筋肉の集まりを正しく鍛えることで、尿漏れは予防、改善が可能です。肛門、尿道をきゅっとすぼめたり緩めたりの体操を、日常生活の場面で毎日繰り返し行うことが大切です。

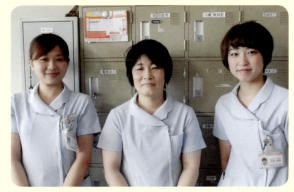
5階東病棟看護師

診療科紹介／チーム医療を推進し、安心・安全な医療へ

専門・認定看護師による地域密着した活動を展開

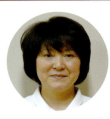

前看護部次長兼看護師長
及川 一枝（おいかわ かずえ）

看護部

専門・認定看護師とは？

　専門・認定看護師は、5年程度の看護師の経験後、さらに特定の看護分野において教育を受けています。熟練した看護技術と知識を持ち、水準の高い看護実践を通して患者さんや家族はもとより、看護師に対する指導や相談活動を行っています。当院には専門看護師2人、認定看護師16人が在籍、内訳は「図1、2」のとおりです。

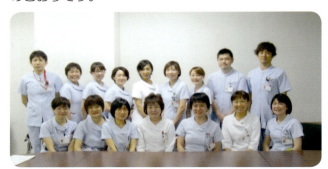

写真1　当院のスペシャリストたち

ジェネラリストからスペシャリストへ ——専門・認定看護師への志

　今回を機に、専門・認定看護師をめざそうと思った動機についてインタビューを行いました。

　日常の看護を行う中で、患者さんにどう説明すれば分かりやすいのか、患者さんの悩みに応えた看護を展開するにはどうすればいいのか。いま行っている看護は本当にベストなのかと疑問を持ち、根拠を持って看護を伝えるには専門的な知識を深める必要性を痛感し、専門・認定看護師をめざしたことを再認識しました。現在も、その志を持ち続け看護の質向上に向けた活動を行っています。

地域と連携した活動の実際

　専門・認定看護師は、地域との連携を強化し活動しています。病院間の連携、地域医療施設や在宅看護を実践する方への支援、講演や研修会の依頼も多くその活動の一部を紹介します。

● 感染管理認定看護師は、盛岡圏域の病院と連携し病院間のラウンド（巡回）やカンファレンス行い、お互いの感染対策を評価し、感染が広がらないようにしています。また、インフルエンザやノロウイルスなどの流行性感染症については、地域や医療施設の研修会で、マスクの着用や手洗い、嘔吐物（おうとぶつ）の処理など、予防から対処まで具体的な指導を行っています。

● 小児専門看護師は、問題がある家庭で子どもがいかに健やかに生活できるかを考えています。地域の医療者とカンファレンスを重ね、医療と行政が連携して社会資源を適切に活用することで個々に合った育児環境を整えるよう支援を行っています。

● がん関連の専門・認定看護師、皮膚・排泄（はいせつ）ケア認定看護師は、入院中の支援はもとより、治療を受けながら自宅で生活をする患者さん家族の悩みを少しでも解消したいと訪問診療との連携を行い、退院後の生活を考えたケアの提供を行っています。場合によっては、退院時に同行し痛みのコントロールの方法など生活環境にあった対応や地域で支援するケアマネジャーと家庭訪問し、褥瘡（じょくそう）ケアなどの指導を行っています（写真2、3）。

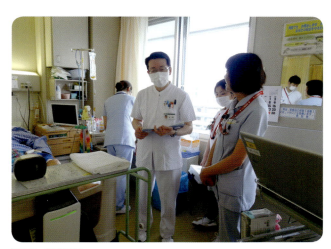

写真2　褥瘡回診

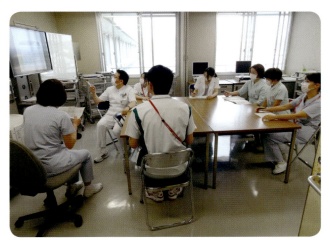

写真3　多職種カンファレンス

```
┌ がん看護　　1人
└ 小児看護　　1人
```
図1　専門看護師の内訳

```
┌ がん化学療法　　2人
├ がん性疼痛　　　1人
├ 乳がん看護　　　1人
├ 緩和ケア　　　　3人
├ 感染管理　　　　2人
├ 皮膚・排泄ケア　2人
├ 救急看護　　　　2人
├ 集中ケア　　　　2人
└ 新生児集中ケア　1人
```
図2　認定看護師の内訳

専門・認定看護師スペシャリストの抱負

　専門・認定看護師の専門性を生かした支援は、病院内から地域へ拡大されています。

　A認定看護師は、「検診を勧めるのはもちろんのこと、患者さんが治療を受けながら生活しやすい社会をつくるのが大切。インターネットなどで今日情報がたくさんあふれていますが、一般的な情報に加え、その人の生活に密着したその人が治療を受けながら生活ができる支援を地域の医療関係者と連携できるよう努力して、地域の皆さんの相談窓口になりたいと思います」と、今後の意気込みを話してくれました。相談窓口は、地域への連携の窓口、今後さらに、専門性を高めた地域との看護連携の強化をめざしたいと思います。

医療コラム

看護部

看護師長　及川　真由美（おいかわ　まゆみ）

健やかなお産から高リスク分娩まで妊娠・産婦・褥婦（じょくふ）を支援する助産師

　助産婦はいつも安産を願い妊娠中の生活指導、お産の際は陣痛で苦しむ（ヒッヒッフー）産婦さんに寄り添い、産後は母乳や沐浴の育児支援をしています。また、早産や疾患を抱えた妊産婦さんが安全に出産できるよう、医師と連携し対応しています。私たちは苦しいときもうれしいときも常に母子の側にいるパートナーです。

診療科紹介／チーム医療を推進し、安心・安全な医療へ

あなたの検査結果、不明な点は私たちが説明します

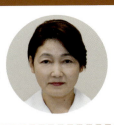

副臨床検査技師長
安藤 早苗（あんどう さなえ）

臨床検査技術科

検査結果にはあなたの体の中の変化と生活習慣が映し出されています

　健診を受けたときに届く検査結果や、病院に行って診察時にもらった検査結果。皆さんはきちんと確認していますか？　結果にはAST、ALTなどアルファベットが並んでいるし、数字のわきにHやLがついていたりして、なんのことやら……と思っていませんか。検査結果には自分でも気がつかないうちに病気の兆候が表れていることもありますし、食べ過ぎ、飲み過ぎ、運動不足などの生活習慣の乱れが表れていることがあります。自分の結果はどうなのかしら？　先生は大丈夫って言っていたけど、何がどう大丈夫なの？　検査結果でよく分からない点は誰かに聞いてみたいですよね？

　そんなときは、私たち臨床検査技師に相談してください。私たちは2階の臨床検査技術科で、採血検査のみならず、尿検査や便検査などさまざまな検査を行い、迅速で正確な結果を報告すべく日々奮闘しています。診断や治療に関することはお話できませんが、自分たちが出した検査結果にはしっかりとご相談に応じます。

どんな相談が今まであったのでしょう？こんなこと聞いて大丈夫ですか？

　当科では2014（平成26）年10月から検査説明という取り組みを始めています。院内各所に案内のポスターを貼り出しており、「ポスターを見てやってきました」と、ポツリポツリ相談があり、その中で一番多かっ

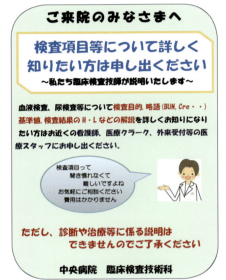

図 院内各所に掲示している検査説明案内のポスター

た相談が、検査結果の数字の横についているH、Lはどういうことなのでしょうというものです（Hは参考値より高い、Lは参考値より低いことを表している）。

　次に多かったものが「H、Lがついているのですが、その程度はどのくらいのものなのでしょうか、先生には大丈夫って言われましたが……」というものです。ほかには、この検査項目の意味は？　肝機能はどの項目？　腎機能はどの項目？　腫瘍（しゅよう）マーカーって何？　などというものです。

　さまざまな相談がありますが、満足していただけるように丁寧に答えています。予約もいらず費用もかかりません。どうぞお気軽に声をかけてください。

> **医療コラム**
>
> **参考値（基準値）ってどうやって決めているの？**
>
> 　参考値があるから検査結果にはHやLのコメントがつくわけですが、この参考値は、健康と思われる多くの人たちを検査した場合に、その中の95％の人が入る値が設定されています。健康な方でも5％の人はこの値から外れてしまうことになります。統計的な設定ですから、健康を保証する値ではありません。

診療科紹介／チーム医療を推進し、安心・安全な医療へ

情報化が拓く未来の医療

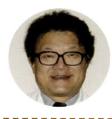

前副院長
佐々木 康夫(ささき やすお)

放射線診断科

医療における情報化の現状

当院では情報化の流れに対応して、まずカルテの電子化を取り入れました。診療の予約から、画像などの検査の実施、治療の内容から会計まで、1人の患者さんの診療に関する情報が一連に処理され、迅速に院内で共有化され診療に役立てています。「図」に示すのは、ある患者さんの情報を総合的に見やすく表示している例です。このように紙のカルテを見なくてもコンピューター画面から容易に医療情報が確認できます。

情報の利用方法

電子カルテが導入されて5年が経過した現在、得られた情報はデータベース（DB）として保管されています。これらは単に参照したりするためではなく、情報を利用して医療に役立てる工夫がなされています。例えば、画像診断の精度、薬剤や手術の治療成績はDBから抽出して分析し、全国のレベルと比較検討されます。私たちは、このような方法で高度で標準的な医療がなされているかどうかをリアルタイムに検証しています。また、診療の内容が医療費に照らして適性なのかどうかもチェックしています。

これらの仕事は診療情報管理士という専門スタッフによって行われ、医師、看護師、メディカルスタッフ、事務職によるチームで医療にあたっています。

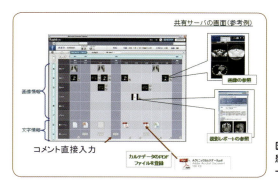

図 患者情報の一括表示例

将来の情報活用

病院での活用

情報化によって現在よりも医療の機能分散が可能になれば、同質の医療をどこでも受けることが可能になります。当院は特殊な検査や手術、重症な救急医療を行う役割がさらに重くなり、現在よりも専門的なものになるはずです。そして、再生医療や移植を実施するための解析、ロボットによる検査や手術のために情報がもっと有効活用されることでしょう。

地域での情報活用

病院の情報は病院内や医療機関同士が使用するだけのものではなく、住民各個人が生涯の健康管理のために利用できるようになるはずです。例えば、各医療機関に分散されている情報は、スマホのようなアプリで自分用に編集され、がんの早期発見、病気のモニタリング、介護経過などが一括管理できるようになります。

情報化によって医療は地域の方々にとって、もっと身近で大切なものになるはずです。当院でも、今後も不断の努力を継続していきます。

診療科紹介／チーム医療を推進し、安心・安全な医療へ

さまざまな放射線診断と体にやさしい放射線治療

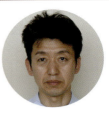

副診療放射線技師長
齊藤 美久(さいとう よしひさ)

放射線技術科

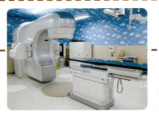

写真3
更新された放射線治療装置

放射線診断部門
——各診療科の診断を支えるデジタル医用画像

放射線技術科にはCT(シーティー)4台、MRI(エムアールアイ)2台、血管撮影装置4台、透視装置6台、RI(アールアイ)、PET(ペット)、マンモグラフィー、骨密度測定など多数の装置が配置されており、さまざまな医用画像を各診療科に配信しています。

● CT（写真1）

最新のCT装置はより高性能になり、短時間で広い範囲を撮影することが可能になりました。加えて造影剤を使用することで、脳の血管や全身の細かい血管、動いている心臓の冠動脈までも画像化することができます。

さらに画像処理をすることにより、血管の狭窄(きょうさく)状況や動脈瘤(みゃくりゅう)(こぶ)の形状、大きさなども立体的により分かりやすく表示することができ、診断や手術の一助となっています。

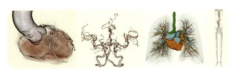

写真1
CTの3D画像

● MRI（写真2）

MRI検査は磁力と電波を利用して脳、筋肉、臓器のあらゆる断面の画像や詳細な生体情報を画像化する検査です。放射線被曝がなく、造影剤を使用せずに頭部の動脈や静脈の血管を描出することが可能です。

MRIはさまざまな組織の濃度差を表示するのに適した検査で、超急性期の脳梗塞(のうこうそく)や脳血管障害のリスクの高い微小出血の発見に役立ちます。MRスペクトロスコピー等の検査も行っています。

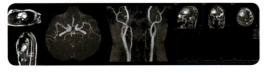

写真2
MRIの画像

放射線治療部門
——進化した高精度で体にやさしい放射線治療

放射線治療は治療技術、装置ともに近年、飛躍的な進歩を遂げています。当院ではこれに対応するために、治療計画を担当する医学物理士、装置の精度管理を担う放射線治療品質管理士、機器を操作し治療を行う放射線治療専門放射線技師の専門スタッフを配置しており、高い技術で患者さんにより有益な放射線治療の提供をめざして業務に取り組んでいます。

2015（平成27）年、最新の放射線治療装置を導入しました。高出力で線量を照射することができ、CT機能で腫瘍(しゅよう)の位置を確認しながら自動補正、位置合わせを行えるため、治療を正確に、また時間も短縮することが可能になりました。頭部の腫瘍には専用の固定システムを用いて、腫瘍細胞に集中的に放射線を照射し、かつ正常細胞には線量が最小限になるようなSRT(エスアールティー)（定位放射線治療）を行っています。これはビームの幅を2.5mm、治療寝台の移動を0.1mm単位で調整できることで、より正確に治療を行うことができます。

現在は、多方向から線量を変えながら治療を行うIMRT(アイエムアールティー)（強度変調放射線治療）や装置を回転させながら線量を変えて行うVMAT(ブイマット)（回転型IMRT）など、高度な放射線治療も行っており、患者さんの副作用を減らす効果が期待できるようになってきています（写真3〜7）。

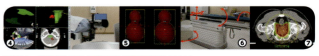

写真4　脳腫瘍の治療計画と専用固定システム
写真5　腫瘍の形に調整
写真6　六軸移動治療寝台
写真7　前立腺の治療計画

診療科紹介／チーム医療を推進し、安心・安全な医療へ

当院の急性期リハビリテーション事情

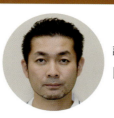

副リハビリテーション技師長
田中 結貴（たなか ゆうき）

リハビリテーション技術科

早期からリハビリテーションを開始

当院は「救急車を断らない」方針のもと、盛岡市近郊で、年間に出動する全体の約半数を受け入れています。入院に伴い、患者さんの体の動きや日常生活における動作の回復に向けて、早い時期からリハビリテーションを行います。リハビリテーションには以下の分類があります。

リハビリテーションの分類

1. 脳血管疾患リハビリテーション

脳や神経の疾患に関するものです。運動麻痺（まひ）や言葉の機能の回復、高次脳機能障害（記憶力の障害、注意力の障害、失語症など）の改善に努めながら、日常生活動作の獲得を図ります。

2. 運動器疾患リハビリテーション

骨折や腰痛、関節痛といった整形疾患に関するものです。関節運動の改善、痛みの改善、筋力の改善に努めながら、日常生活動作の獲得を図ります。

3. 呼吸器疾患リハビリテーション

肺炎、肺気腫等、気胸、肺の手術に関するものです。痰（たん）の出し方の指導、呼吸する筋肉の柔軟性や呼吸筋力の改善、連続歩行距離といった体力の改善に努めながら、日常生活動作の獲得を図ります。

4. 心大血管疾患リハビリテーション

心臓の疾患（心筋梗塞（しんきんこうそく）、心不全、弁膜症、狭心症（きょうしんしょう）、重症不整脈など）や動脈の疾患（大動脈解離、動脈瘤（どうみゃくりゅう）、閉塞性（へいそくせい）動脈硬化症（どうみゃくこうかしょう）など）に関するものです。心電図や血圧などを確認しながら、患者さんの体に負担をかけないように座る、立つ、歩くといった日常生活動作の獲得を図ります。

5. がんのリハビリテーション

がんによる痛みや食欲低下、息苦しさ、だるさによって寝たきりになったり、手術や抗がん剤治療、放射線治療などを受けることによって身体の機能が低下したり、損なわれたりすることがあります。その場合、患者さんの回復力を高め、残っている身体機能の維持、改善に努めることで生活の質向上を図ります。

6. 廃用症候群リハビリテーション

入院中の筋力低下や歩行困難といった、症状をきたした患者さんに行われるものです。入院中の活動性低下により、入院前より動けなくなることがあります。この場合、病気が回復しても歩けなくなって退院するといった事態にもなりかねません。そこで、入院中の筋力や体力の維持、改善を図ります。

7. 摂食機能療法

疾患にかかわらず、さまざまな要因で飲み込みの障害をきたすことがあります。その場合、飲み込みの評価や練習を行います。

当院の平均入院期間は約12日です。可能な限り自宅退院できるよう、またリハビリテーション目的で転院される場合でも、転院先でスムーズにリハビリテーションが継続されるよう、私たちは取り組んでいます。

医療コラム

リハビリテーションよもやま話

「80歳の父が入院した。治療で病気は回復したが、入院中安静にしていたためか以前より歩けなくなった。病気が回復しても歩けなければ悪くなった気がする」。これはある家族の話です。それを聞いたとき、病気と日常生活の回復は両立しなければならないと感じました。リハビリテーションがその一助になればと思います。

診療科紹介／チーム医療を推進し、安心・安全な医療へ

がん専門・認定薬剤師が答えます！「最新の」がん薬物療法Q&A

薬剤部

主査薬剤師
岡田 浩司（おかだ こうじ）

主査薬剤師
大村 雅之（おおむら まさゆき）

Q. がん専門薬剤師、がん薬物療法認定薬剤師はどんな仕事をしているのですか？

A. がん治療は医師、看護師、薬剤師などの専門スタッフが連携して患者さんを支援します。がん専門薬剤師、がん薬物療法認定薬剤師は、患者さんの体格、肝・腎臓機能などの状態から適切な薬の選択であるか、吐き気などの副作用を軽減する対応はできているかなどを確認し、抗がん剤の選択支援や副作用の対策を受け持っています。また、患者さんへどのような抗がん剤をどのくらいの量や間隔で投与するのか、どのような副作用があるのかといった、処方計画の内容や薬の説明を分かりやすく行うとともに、抗がん剤を安全に取り扱うために適切な管理を行い、適切な環境のもとで無菌調製します。

痛みに対する薬物治療においては身体的な苦痛を和らげるために、痛みの程度に応じた適切な薬の組み合わせを処方する支援などを行っています。最近は、院外処方箋により調剤薬局で抗がん剤や疼痛治療薬を受け取るケースが多くなっていますが、患者さんがスムーズに治療を受けていただくために調剤薬局との連携を行う取り組みも行っています。

患者さんに安心して安全で有効な治療を受けてもらうために、がん治療にかかわるあらゆる薬に対する知識・技能を持ち、常に最新情報を収集してがん薬物治療を支えています。インターネットなどから簡単に医療情報を入手できるようになってきましたが、不適切な情報も含まれていることが問題となっています。がんの薬物治療について疑問などあれば、気軽にご相談ください。

Q. がんの免疫療法とはどういうものですか？

A. がんの3大治療として手術、放射線、抗がん剤、があります。体に本来備わっている免疫の働きを利用する免疫療法は第四の治療法といわれています。免疫療法は、手術や放射線のような局所療法では対応できないようながんに対する全身療法の1つです。免疫療法には、がんに対して免疫による攻撃力を高める方法と、がんによってブレーキのかかった免疫の攻撃力を回復させる方法（免疫チェックポイント阻害療法）の2本柱があります（表1）。これまで免疫による攻撃力を高める治療法は、効果が限定的である、副作用が強い、などの問題がありましたが、最近、研究段階で高い治療効果が報告されているものもあります。

最近、注目されているのが、がん細胞により働きが弱くなっている免疫細胞が、再び活性化してがん細胞

	がんに対する免疫による攻撃力を高める	がんによってブレーキがかかった免疫の攻撃力を回復させる
能動免疫療法（体の中でがんに対する免疫反応が起こるようにする）	・非特異的免疫賦活薬 ・サイトカイン療法 ・がんワクチン療法 ・樹状細胞療法	・免疫チェックポイント阻害療法（PD-L1阻害薬、PD-1阻害薬）
受動免疫療法（がんを攻撃する武器となる抗体を体外で作って体内に投与する）	・非特異的リンパ球療法 ・がん抗原特異的T細胞療法 ・抗体療法	

表1　がん免疫療法の分類

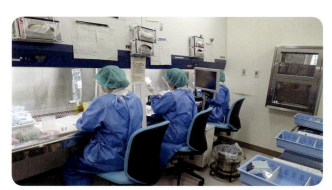

写真1　抗がん剤の無菌調製

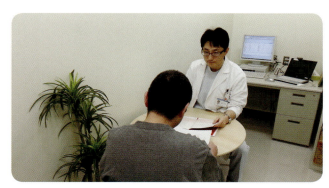

写真2　がん患者さんへの薬の説明

を攻撃し増殖を食い止めることができると考えられている免疫チェックポイント阻害療法です。2015（平成27）年末で国内では悪性黒色腫（こくしょくしゅ）と肺がんの治療に適応があり、抗がん剤が効きにくい場合でも治療効果を示すことが報告されています。今後この種類の治療薬は、ほかのがん種の治療にも応用されることが期待されています。

Q. がんによる痛みを和らげるためのモルヒネは、治療の最終段階に使う薬ですか？　麻薬中毒になることはないですか？

A. モルヒネに代表される医療用麻薬は、モルヒネのほかに最近ではオキシコドン、フェンタニル、タペンタドール、メサドンなど、さまざまな医療用麻薬が登場しました。ゆっくり長く効く薬と、早く短く効く薬を組み合わせることによって、痛みをしっかりおさえることができます。薬によっては患者さんに適した剤型（飲み薬、貼り薬、坐薬、注射薬）を選択することもできます。しかし、決して最終的に用いる薬ではありません。麻薬を使用すると寿命が縮む、というのも誤解です。医療用麻薬の使用が寿命に影響しないことが、幾つかの研究で明らかになっています。また、医療用麻薬を使用したがん患者さんを追跡した研究では、精神依存になる確率は0.2％と非常に低く、体への影響も少ないと考えられています。

　従って、医療用麻薬は安全で効果的な薬だといえます。医療用麻薬を正しく使って、少しでも早く痛みを取り、生活の質を向上させることが大切です。

Q. がんの治療に漢方薬を用いることはありますか？　どんな効果がありますか？

A. がん患者さんの症状を緩和することを目的として、漢方薬を使用することが増えてきています（表2）。がん治療に特化した病院でも、漢方薬を専門とした診療科があります。漢方薬がなぜ効くのかという作用メカニズムも、幾つかの漢方薬では明らかになりつつあります。

　漢方薬は西洋薬と組み合わせて使うこともできますが、西洋薬と違い漢方薬は効果が現れるまでに2〜4週間かかる場合もあります。また、漢方薬は体にやさしいという印象がありますが、漢方薬にも副作用があります。さらに漢方薬は同じ効能効果の薬であっても、患者さんの体調や体質によって使い分けが必要な場合もあります。ご不明な点は、医師や薬剤師にお問い合わせください。

症状	漢方薬の名称	
倦怠感	十全大補湯（じゅうぜんたいほとう）	補中益気湯（ほちゅうえっきとう）
食欲不振	六君子湯（りっくんしとう）	
口内炎・下痢	半夏瀉心湯（はんげしゃしんとう）	
しびれ	牛車腎気丸（ごしゃじんきがん）	

表2　症状と、その治療に用いる漢方薬

診療科紹介／チーム医療を推進し、安心・安全な医療へ

栄養管理科の役割
―食事提供から栄養管理まで

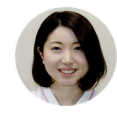

管理栄養士
曾我 美沙希（そが みさき）

栄養管理科

安心・安全でおいしい食事を通して病気の治療に貢献

栄養管理科の業務は大きく分けて、入院患者さんへの食事提供と栄養管理、栄養指導、栄養サポートチーム（NST）の活動です。

当院は1食につき約450食を提供しています。そのうち約3割が糖尿病、腎臓病、心臓病などの特別な栄養管理が必要な方に提供される特別食です。そのほかに、咀嚼嚥下機能に合わせたゼリー食、きざみ食、ひと口大食などの形態別の食事があり、昼食時には病棟ごとに週1回、特別メニューで旬の地元産食材を取り入れた食事の提供および行事食など、入院中でも食事の楽しみを患者さんに提供できるよう努めています。

また2010（平成22）年、岩手県が脳卒中死亡率が全国でワーストという結果を踏まえて、当院でも2016年1月から県設定による毎月28日の「いわて減塩・適塩の日」に減塩メニューの提供を実施しています。

入院患者さんに対しては、栄養評価を行い、摂食機能および食形態や病態を考慮した栄養管理を行っています。入院時に低栄養がある患者さんには病室訪問し、食事内容を食べやすいものに調整したり、食事が摂れない状態の場合は点滴や栄養剤での栄養補給を検討し、主治医に提案しています。

栄養指導は入院、外来の個人指導と糖尿病入院患者さんの集団指導を行っています。集団指導では調理師による料理の指導も行っています（写真1）。また、外来の糖尿病教室の講師および一般市民対象の健康講座の講師も務めており、患者さんの食事療法をサポートしています。

医療チームとして医師、管理栄養士、看護師、薬剤師、理学療法士、臨床検査技師などから構成される栄養サポートチーム（NST）の活動もしています。週に1回、回診などを行い、侵襲（体への負担）が大きい手術を受けた患者さんや治療上、栄養状態の悪化が考えられる患者さんたちをサポートしています。そのほか、褥瘡や各診療科の回診にも同行し、栄養管理を積極的に推進しています。

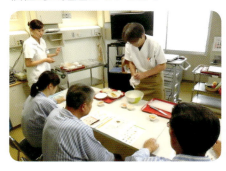

写真1
糖尿病集団指導での調理師による料理指導

入院生活に潤いを
―治療を支える結いっこ食

がん治療を行っている患者さんや食欲不振の患者さん向けに、「楽しく、おいしく、食べられるものを、食べられる量で」をコンセプトに結いっこ食を提供しています（写真2）。

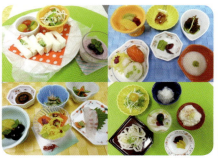

写真2
結いっこ食の献立例

診療科紹介／チーム医療を推進し、安心・安全な医療へ

いのちのエンジニア、臨床工学技士

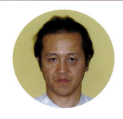

主査臨床工学技士
塩原 伸明（しおばら のぶあき）

臨床工学技術科

臨床工学技士とは？

臨床工学技士という医療職種をご存じでしょうか？ いのちのエンジニア臨床工学技士について紹介します。「医師の指示のもとに生命維持管理装置の操作および保守管理を行う」医療職種です。病院内ではCE（クリニカルエンジニアの略称）と呼ばれて、臨床工学技術科という部署で仕事をしています。

急性期医療や高度先進医療の進展に伴い医療機器はなくてはならない存在になっており、その機器自体がとても高度で複雑化しています。また、近年医療現場ではそれぞれの専門職種が協力して取り組むチーム医療が重要視されています。医療現場において医師や看護師などとともに医療機器の的確な操作を行い、より効率的な運用を行うことで医療の質の向上と安全確保の推進が求められています。そうした高度医療の一端を支える医療機器のスペシャリストが臨床工学技士です。

臨床工学技士の仕事

臨床工学技士の具体的な業務は大きく次の3つに分類されます。

①**臨床技術提供業務**／人工呼吸・人工心肺・人工透析・ペースメーカーなどの呼吸・循環・代謝に関する生命維持装置の操作を行います。

②**医療機器管理業務**／医療機器の安全性や経済性から医療機器の購入、運用、定期点検、修理、廃棄に至る医療機器のライフサイクルにかかわる管理を行います。

③**安全教育業務**／実際に使用する医療スタッフへ医療機器の操作方法や安全対策についての勉強会などを行います。

最後に、臨床工学技士は医学と工学に精通する医療機器のプロフェッショナルとして患者さんの「いのちのエンジニア」となるため、日々精進し当院の医療に貢献しています。

医療コラム

臨床工学技術科
主任臨床工学技士　松田 耕平（まつだ こうへい）

ペースメーカーってどんなもの？

心臓は、1日に約9万回拍動していますが、なぜ心臓は拍動するのでしょうか？ 実は、心臓は微弱な電気で動いているのです。心臓のある部分から、電気が発信され、心臓の中にある電気の回路を通って、電気が心臓に行き渡り拍動しています。もし「電気が発信されなくなったら？」「電気の回路が切れてしまったら？」。心臓の脈が遅くなり、最悪拍動しなくなってしまいます。そのような病気を洞不全症候群、房室ブロックと言います。

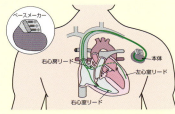

図　ペースメーカーの植え込み部位
横浜労災病院ホームページをもとに作図

心臓が電気を出せないのであれば、外部から電気を流して心臓を拍動させれば、この病気を治療することができるのでは、との考えから作られたのがペースメーカーです（図）。ペースメーカー本体は、主に大胸筋の上に植え込まれ、そこから1〜2本の電線を心臓に留置します。ペースメーカーの本体にはバッテリー（寿命は10年以上）が内蔵してあり、そこから電気を発信しています。充電することはできないため電池が無くなってしまった場合は、ペースメーカーの本体の交換が必要になります。

診療科紹介／チーム医療を推進し、安心・安全な医療へ

地震への備えと、新型インフルエンザから身を守るため

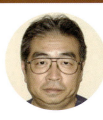

災害医療部長兼
感染管理部長兼
ICU科長
宮手 美治
（みやて　よしはる）

災害医療部、感染管理部

1. 地震への備え──10項目

壊れない家にする

1981（昭和56）年5月31日以前に建てた木造住宅は、現在の基準よりも地震に対する強さが劣っています。そこで、自分の家が地震に耐えうるかどうかを調べてもらうことができます。岩手県の場合、市町村窓口で受け付けていますから確認してください。もし、倒壊の可能性があるなら、耐震改修が必要になります。改修工事費用の一部を補助してくれる市町村もあるようです。

ライフラインを確保する

大地震のときには、家は大丈夫でも、電気、水道、ガスが止まることが予想されます。そこで水と光、熱源をあらかじめ準備しておきます。水の備蓄の目安は、1日3ℓが1人分で3日分を目安に用意します。体を拭いたり、食器を洗ったりする生活用水も1日3ℓが1人分といわれていますが、節約できる備品をそろえておけば、少なくできます。光は懐中電灯やろうそく、熱源はカセットコンロが一般的ですが、キャンプ用品をそろえておくのもいいでしょう。

室内の家具や大型家電が倒れないようにする

家具や大型家電が倒れると、けがをしたり避難の障害になったりして危険です。そのため、固定具や突っ張り棒、転倒防止板などによる固定が必要です。また、家具の上に置いてあるもの、壁に取り付けているものが落ちないようにする対策や、家具や棚に入っている食器や書籍などが飛び出さないようにする工夫が必要です。重い物は、できるだけ下の方に置くのが無難です。

大地震後にも家で生活できるよう必要なものを蓄えておく

最低でも3日分、できれば1週間程度の食料や生活用品の備蓄が必要です。食料は、長期保存が可能な食料が基本になりますが、飽きてくることも考え、普段使う保存性のよい食料品を多めに買い置きしておくのも手です。あとは、断水時の簡易トイレ、入浴の代わりになる備品、家などを補修する簡単な道具、救急セットや薬などの生活用品が必要になります。

避難するときに持ち出す物をまとめておく

避難する際に、当面必要になる最低限の物を自分で考え準備しておきます。準備した物は、家の中よりは玄関や物置、車の中に置いておく方が便利です。1日分の水や食料・生活用品や、衣類、現金や証明証等の貴重品などを準備します。物品が多いときには、すぐに持ち出すものと、後から取りに来るものと分けてもいいでしょう。多い荷物は避難の障害になります。

災害情報を知る手段を確保する

　停電のときの災害情報は、携帯ラジオや携帯電話で得ることができます。ただし、続けて使うには、電池や乾電池式の携帯電話の充電器が必要になりますが、最近では、太陽光や手回しによる発電機能や携帯電話充電器、ライトが付いたラジオが売られていますので、大変便利になりました。

避難する場所を知っておく

　家の損壊や火事のときには避難が必要になります。その際、どこに避難すればよいかを、地域の防災マップで確認しておいてください。家族が離れているときの集合場所にしてもいいでしょう。また、避難をするときには、ブレーカーを落とし、ガス栓を閉め、施錠することも忘れないでください。

家族や友達が無事かどうかを確認する方法を知っておく

　NTTの災害用伝言ダイヤルと各電話会社が提供する災害時伝言版を使うと、被災地にいる人たちの安否確認ができます。大きな災害になると、電話が通じなくなるので覚えておきましょう。方法は、電話会社のホームページなどで知ることができますし、体験することもできます。

火事への対策を練っておく

　地震の際は、消防力は低下します。火事をすぐ発見し自分で対応できるよう、火災報知機を設置して、消火栓や消火剤を用意しておいてください。もし火事になったら、揺れが収まってから消火することになりますが、火が天井まで燃え広がったら避難してください。

地震が起きたら、まず自分の身を守る

　地震が起きたときには、姿勢を低くして、頭や体を守り、揺れが収まるまでじっとしているのが基本です。この3つの行動は、机の下に入ると簡単にできます。揺れが収まったら、火を止め、ドアを開けて出口を確保してください。

医療コラム

副院長兼地域医療支援部長兼腎臓・リウマチ科長
相馬 淳（そうま じゅん）

災害文化の伝承

　三陸沿岸では昔からの津波被害の教訓から、"津波てんでんこ"という言葉が生まれました。「自立性をもって高台に避難すべし」という意味です。悲惨なエピソードが凝縮されているためその言葉が導く具体的行動指針は簡潔で力強いものがあります。3.11を経験して、"100回逃げて、100回来なくても、101回も必ず逃げて"という中学生の言葉が新たに石碑に刻まれました。家庭、地域、学校教育を通して災害から学んだ知恵の伝承を決して途絶えさせてはなりません。

2．いつ流行しても困らないように新型インフルエンザを理解する

自分の姿形をガラッと変える新型インフルエンザ

　毎年のようにインフルエンザは流行します。はしかや風疹などは一度かかると二度とかかることはありませんが、インフルエンザは毎年かかる人もいます。それはウイルス自身が自分の姿をちょっとずつ変え、人の免疫システムから巧みに逃れているためです。ところが、そのウイルスが、何十年に一度の割合で、自分の姿形をガラッと変えることがあります（変異と言います）。この変異したウイルスを、今まで流行したことのないインフルエンザということで、新型インフルンザと呼びます。

　新型インフルエンザには誰もかかったことはないの

で、一度発生すると爆発的に流行してしまいます。20世紀から、スペイン風邪（1918〈大正7〉年）、アジア風邪（1957〈昭和32〉年）、香港風邪（1968年）、ロシア風邪（1977年）、そして記憶に新しい2009（平成21）年の大流行（一時、豚インフルエンザと呼ばれました）と新型インフルエンザが発生し、いずれも多数の感染者と死者が出たことで、社会は脅かされました。そして、次の新型インフルエンザがいつ発生するかは、誰も分かりません。

新型インフルエンザは鳥インフルエンザから変異する可能性が高い

その新型インフルエンザは、鳥インフルエンザから変異する可能性が高いといわれています。鳥インフルエンザは、普通、人には感染しません。鳥の間で流行るインフルエンザです。ところが、1997年に香港で流行した鳥インフルエンザが大騒動になりました。人に感染し、その中の約半数の人が亡くなったからです。そのとき、香港の鶏の大半が焼却処分になりました。

どうして人に感染したのか。その後の研究で、一部の人は鳥インフルエンザにかかりやすい遺伝子を持っていて、その人たちが、感染した鳥と濃厚に接すると鳥インフルエンザに感染することが分かりました。その人から周囲の人々に鳥インフルエンザがうつり、広がることはありませんが、体の中で人に感染しやすいウイルスに変異することがあります。これが、新型インフルエンザが発生する経路の1つといわれています。特に、病原性が高いタイプの鳥インフルエンザ（高病原性鳥インフルエンザ）が新型インフルエンザに変異すると、高い病原性も人に受け継がれるのではないかと心配されています。

正しい情報を得ることが感染症から身を守るカギ

新型インフルエンザが発生すると、遅かれ早かれ世界中に広がるのは時間の問題です。広がることは抑えられなくても、流行る時期を遅らせたり、患者数のピークを低くしたりすることは可能です。その対策の骨子を国が立て、地域ごとに実行に移しています。それによると、新型インフルエンザが疑われる患者さんが発生したら、地域の保健所を中心に、地域内の病院や診療所で役割を決め、一丸となって対応することになっています。

つまり、患者さんが少ない時期は、疑いのある患者さんは保健所に連絡して、受診する病院を指定され、もし入院が必要であれば、保健所が指示する専門の病院に入院することになります。ただし、患者さんが多くなれば、毎年流行しているインフルエンザと同じ対応となり、保健所を通さず、全ての医療機関が患者さんを診ることになっています。

2009年の大流行の際には、国内で新型インフルエンザにより亡くなられた方は、先進国を含めた諸外国と比べてかなり少なく抑えられました。これは、さまざまな対策が功を奏した以外に、国民が、新型インフルエンザのことを知って注意したからだともいわれています。

新型インフルエンザが猛威を振るうと、瞬く間に膨大な情報量が飛び交います。質の悪い情報も中には紛れ込んでいます。正しい情報を得ることが感染症から身を守るカギです。さまざまな情報に振り回されず、厚生労働省や、そのリンク先など、信頼できる情報の取得に心掛けてもらいたいものです。

医療コラム

副院長兼地域医療支援部長兼腎臓・リウマチ科長
相馬 淳（そうま じゅん）

スペイン風邪（1918〜1919年）

発生源は米国のデトロイトやサウスカロライナ州でしたが、一気に欧州に広がり、情報源がスペインだったためこう名付けられました。第一次世界大戦の真最中で情報統制中でしたが、スペインは中立国だったため、スペインが情報源となったのです。当時、病原体は不明でしたが、残されていた患者の血液からA型インフルエンザウイルス（H1N1亜型）と判明し、またH1N1亜型から鳥インフルエンザに由来するものであった可能性が高く、鳥インフルエンザウイルスが突然変異し、人に感染する形に変化したと考えられています。

20世紀最大の世界的流行（パンデミック）で、死亡者数は人類史における最大級のもので、当時の世界人口約18億〜20億人のうち5000万人から1億人に及び、（1人／20〜40人）、日本でも5500万人のうち48万人が死亡したといわれています。一説には、第一次世界大戦の終わりを早めたともいわれています。

診療科紹介／チーム医療を推進し、安心・安全な医療へ

安全な医療の砦

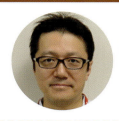

副院長兼
医療安全管理部長兼
消化器外科長
宮田 剛（みやた ごう）

医療安全管理部

医療事故の根本的解消を図るために

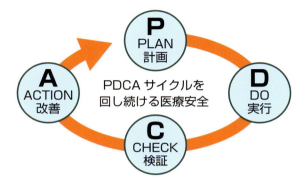

本来、病気やけがを治して体を良くすべき医療の現場は、実は体調に大きな変化をもたらす副作用を含んだ強い薬や、血管の中に挿入されるさまざまなカテーテル（管）など、使いようによっては危険なことが起こり得る環境が多々あります。尊い命を救うために1分1秒を争う医療処置にも、このような危険を伴っていることは、私たち医療者が肝に銘じて行動しなければなりません。しかし医療技術が進歩するにつれ、特別な技術や器材が必要など、以前に比べて医療が複雑化していることもまた現実です。

薬の誤投与事例が起こった場合など、薬を渡した職員を責めるだけでは問題の解決にはならず、なぜそのようなことが起きてしまったのか、労働環境として過労を招く状況だったのか、処方に関するコミュニケーションやシステムに問題はなかったのか、教育体制は十分だったのか、薬品自体が使いにくいものではなかったのか、薬を手渡す業務の確認手順に不備がなかったか、間違えなくても済むような現場のシステムをどう変えるべきなのか、など根本的な解消を図るべく考えていくことが求められています（図）。

医療安全管理部で「ひやり」を集約・解析して対策立てる

当院の中でこれを司るのが「安全な医療の砦」としての医療安全管理部です。各現場でスタッフが「ひやっ」とする出来事があったときには、実際に患者さんに有害なことが起こらなくとも全て報告してもらい、医療安全管理部で集約、解析して、その「ひやり」とするような状況を解消するように対策を立てていきます。年間約2000件の報告があり、これを分析して対策を立て、毎週開催されるセーフティマネージャー会議、あるいは毎月の医療安全管理部会議や全病院的な会議にて現場にフィードバックしていきます。

これによって改善したシステムも多いのですが、現場には次々と新たな問題が出てきます。一時も油断できないこの現場で患者さんの安全を守るために医療安全管理部は専従の職員(看護師)を中心に、それをサポートする医師、臨床工学技士、薬剤師などが活動しています。皆さんのご理解とご協力をお願いします。

医療コラム

上席医療安全専門員
斉藤 るり子（さいとう るこ）

名乗ってもらうのが一番の本人確認

当院では、いつでも、どこでも、何度でも患者さんの名前を確認しています。外来で診察するときも採血検査をするときも、そして入院してからも、全ての職員が患者確認を行い、安全に治療を受け安心して療養していただけるよう努めています。「患者さんから名乗ってもらうことが一番の本人確認」です。ご協力をお願いします。

診療科紹介／チーム医療を推進し、安心・安全な医療へ

記録を情報に変え活用する！診療情報管理士とは？

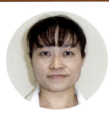

前医療情報管理室主任
名郷根 幸枝（なごうね ゆきえ）

医療情報管理室

診療情報と診療情報管理士の役割

　病院では患者さんを診察した際はカルテに記録を残しています。患者さんの病名や来院歴、検査、処置、手術などの情報をまとめて「診療情報」と言います。電子カルテを導入しているため多くの記録が電子的に保存されていますが、保存された情報を有効に活用するためには工夫が必要です。電子的に保存された記録もバラバラのままでは活用することができません。これらの記録を整理し、データベースとしてまとめ加工・分析・活用するのが診療情報管理士です。

　診療情報管理士は国家資格ではありませんが、日本病院会などの団体が認める認定資格です。診療情報管理士になるためには基礎課程と呼ばれる医学知識と、専門課程のコーディングについて学びます。コーディングとはICD-10と呼ばれる病名のコードを付けることで、このコードを正しく付けることによってカルテの情報を整理することができます。実際にカルテを読み解き、データを整理するためには医学知識は欠かせませんので、資格取得後も学習することが求められます。

医療情報管理室はカルテの番人

　当院の医療情報管理室は患者さんの入退院情報のデータベースの構築、カルテ監査、カルテ開示、DPCコードの精査並びにデータ分析、がん登録、死亡診断書の管理、死亡統計の作成などを行っています。

　データベースの元となるカルテがきちんと整理されていなければ正しい情報を集めることができません。そのため日常業務として適切なカルテが作成されるよう働きかけることも重要な業務です。完成したカルテから情報を集め、必要時にフィードバックできる体制を整えています。

　医療情報管理室で取り扱う情報は病院の経営分析に役立てられることもありますが、DPCの分析では診療内容も併せて検証するため医療の質の向上にも寄与しています。集められた情報を一定のルールに基づいて標準化することで他施設との比較等もできるようになり情報の価値は高まります。

● DPC

　病名と行った治療によって定められた一定の金額を請求する入院医療費の計算方法です。データ形式が統一されているため、同じ病名で治療を行った症例を比較できます。ほかの医療機関と比較して、当院の治療内容を検討し医療の質の向上をめざすため、当院ではDPC制度を導入しています。

● ICD-10

　世界保健機関（WHO）により定められた、世界共通の病名集であり、厚生労働省により翻訳・編集されたものを利用しています。病名をコードに変換することで集計・分析に活用することができるようになります。一定のルールに基づきコードを付ける作業をコーディングと言います。

> **医療コラム**
>
> **がん登録**
>
> 　2016（平成28）年からは全国がん登録が始まり、がん登録データの活用も注目されています。がん登録は国立がんセンターの研修を終えた専門の担当者が登録を行っています。がん登録のルールに基づいて登録することで、自院のデータと全国集計データを比較することができるようになります。

診療科紹介／チーム医療を推進し、安心・安全な医療へ

継続した効率のよい医療を提供するために

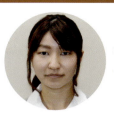

地域医療福祉連携室主事
佐々木 幸恵（ささき ゆきえ）

地域医療福祉連携室

地域医療福祉連携室の役割

地域医療福祉連携室（以下連携室）は、主に患者さんの紹介や転院に関する支援・地域の医療機関などとの連絡調整、医療費や支援制度・治療内容などさまざまな事由についての医療相談などを行い、患者さんを支援する部署です。

連携室には医療ソーシャルワーカー（医療相談）、看護師（通称／地域連携コーディネーター、退院支援および連絡調整）、事務（連絡調整）が所属し、それぞれの担当分野から患者さんの支援を行います。

連携を強化し、地域の医療資源を有効活用して「地域完結型」の医療を推進

一昔前は複数の診療科がそろっている総合病院で最後まで治療を担う「病院完結型」の医療が主流でしたが、昨今は各医療機関の役割分担が重要視され、患者さんを中心とした地域の中で発症から自宅に帰るまで、様態に応じて切れ目なく医療やサービスが提供される「地域完結型」の医療が推進されています。

当院の役割は盛岡保健医療圏さらには岩手県内全体の急性期医療を担うことです。手術や入院して治療が必要な急性期にある患者さんに対応するため、当院で治療を受け症状が安定した患者さんについては紹介元を基本とする地域の医療機関（かかりつけ医）へ医師から診療経過などの情報提供を行い、その後の診療をお願いしています。このような取り組みを「2人の主治医制」と呼び、かかりつけの医療機関を受診されていても症状に変化があった場合は必要に応じて当院で検査・治療を行うなど、当院医師とかかりつけ医療機関の医師が連携して治療を行います。

また、今後は医療だけではなく介護・福祉との連携も含めた「地域包括ケアシステム」を推進し、安心安全で効率の良い医療や患者さんに適したサービスの提供をめざします。

連携に関する主な特色

- FAXでの24時間予約受付
  他院からの紹介患者さんの受診予約は365日24時間受け付けています。
- 積極的な地域連携パスの利用
  地域がん診療拠点病院の指定要件である5大がん（胃・大腸・肝・肺・乳房）のほか、前立腺がん、脳卒中、大腿骨頸部骨折（だいたいこつけいぶ）などのクリティカルパス[※1]を利用し、かかりつけ医と連携して診療にあたっています。
- セカンドオピニオン[※2]の受け入れ
  当院の実施規定に基づきセカンドオピニオンの受け入れをしています。また、当院の治療などについてのセカンドオピニオンを希望される方への診療情報提供書の作成も行っています。

※1 クリティカルパスとは
検査や処置などの治療計画表のこと。利用することで医療の標準化や在院日数の短縮が期待でき、患者さんに効率的な医療を提供することができます。

※2 セカンドオピニオンとは
患者さんがより納得のいく治療法を選択できるように、診療内容などについてほかの専門医に意見を聞くこと。

診療科紹介／チーム医療を推進し、安心・安全な医療へ

病院ボランティア「ひまわり」の多様な活動

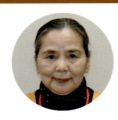

ボランティア・ひまわり
竹花 昭子

ボランティア

どんなことをしているのでしょうか？

主に次のようなボランティア活動をしています。

1. **一般患者図書**／市民の方の寄付（ジャンルは問わない）による本を整備して、各病棟と外来に配架（年間3000冊の寄贈があります）
2. **院内の環境整備**／玄関ホールの観葉植物、廊下の壁に写真や絵などを掲示（季節ごと変えます）
3. **医療情報図書室**／患者さん、その家族に利用していただく図書（検索、コピーも）
4. **小児外来**／診療待ちのお子さんたちの遊び相手（飽きないように折り紙、お絵かきなどで）
5. **小児病棟**／入院のお子さんの見守り（お母さんの入浴・買い物時にお子さんの見守り）
6. **病棟支援**／手浴、足浴などを通して患者さんとのふれあい
7. **外来案内**／院内の案内、診療カードなどの機械操作、車いすでの移動ほか

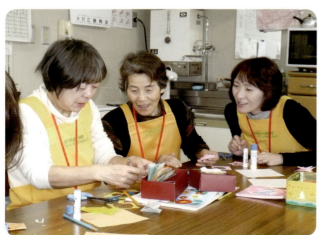

写真1　小児病棟・外来のかざりを作成しています

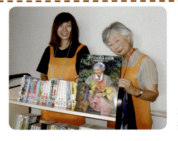

写真2
病室に図書を届けます

なぜ、ボランティア活動をするのでしょうか？

病院には専門のライセンスを持った多くの職員がいます。そして、おのおの職務に専念しています。そういう空間（隙間）で患者さんは不安や寂しさを感じていることでしょう。

そのような患者さんに、「ソッと寄り添い、ホット安心」していただくこと、これが病院ボランティア活動の原点だと思っています。

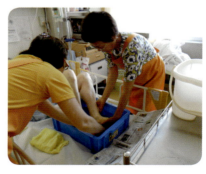

写真3
ベッド上での足浴です

医療コラム

今日もオレンジのエプロンで院内を歩いています

ボランティアは何もライセンスは要りません。少しの思いやりややさしさがあれば誰でもできます。大事なことは守秘義務です。そして無報酬です。このことを理解してくだされば誰でもできます。「ひまわり」の自慢は、仲間が本当にやさしく信頼できることです。だからこそ15年も続いているのだと思います。患者さんの「ありがとう」の言葉につい「こちらこそ」と言ってしまいます。オレンジのエプロンで今日も院内を歩いています。オレンジのエプロン（ボランティア活動）に興味のある方はどうぞ声をかけてください。

3.11 東日本大震災における岩手県立中央病院の記録

東日本大震災・津波から5年が経過しました。無残にも突然途絶えた個人、家族、団体、組織の軌跡をたどる作業が今も行われています。何もなかったような平穏な毎日の仕事にやっと癒やされるようになった沿岸の県民は、一方では無惨な爪痕を残す重要性を議論しはじめています。内陸に位置するため、津波の直接的な被害がなかった当院でも、苦く貴重な経験がありました。どのように役に立つのかも分かりませんが、残さざるを得ないという思いに背中を押されて書いた文章や論文です。この時期に刊行されるこの本に、なくてはならない記録のページです。

岩手県立中央病院 東日本大震災への対応

岩手県立中央病院 副院長（当時）
望月 泉

3月11日、午後2時46分、東北地方太平洋沖地震が発災しました。震源地は三陸沖、震源の深さは約24km、地震の規模はMw 9と、きわめて強大な地震であったのはご承知の通りです。この大地震は太平洋プレートと北米プレートの境界が、宮城沖、岩手沖、福島沖と600kmにわたって崩壊し、6分間に及ぶ激しく長い地震で、引き続いて生じた大津波が被害を甚大なものとしました。

発災時、私は丁度外来が終了し、3階の部屋に戻って来ました。すさまじい音と立っていることが困難なほどの揺れが長く続き、無意識に崩れ落ちようとする本箱を押さえていました。揺れが終わった後、日頃の災害訓練通り、1階の事務室に職員が集合し、院長を本部長に当院の災害対策本部が立ち上がりました（写真1）。

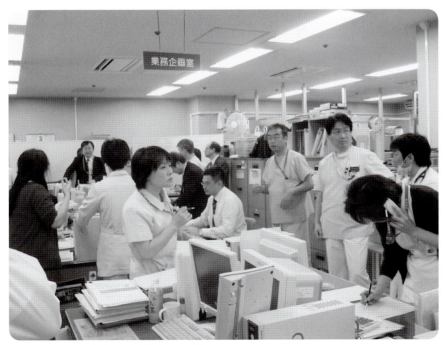

写真1 岩手県立中央病院災害対策本部の風景

まず、各病棟、各部門の被害状況のチェックを行い、本部での情報収集を行いました。災害対策本部は、まず被災の状況、院内の状態などの情報収集を行い、診療方針を決定し、情報の発信を行うことを機能としました。停電となったため、自家発電に切り替わりましたが、テレビは映りました。

大震災の第1報は、盛岡震度6弱（最初は内陸北部は5弱）（岩手県全域）、宮城北部7。宮城南部、福島6強。三陸沖を震源。M 7.9

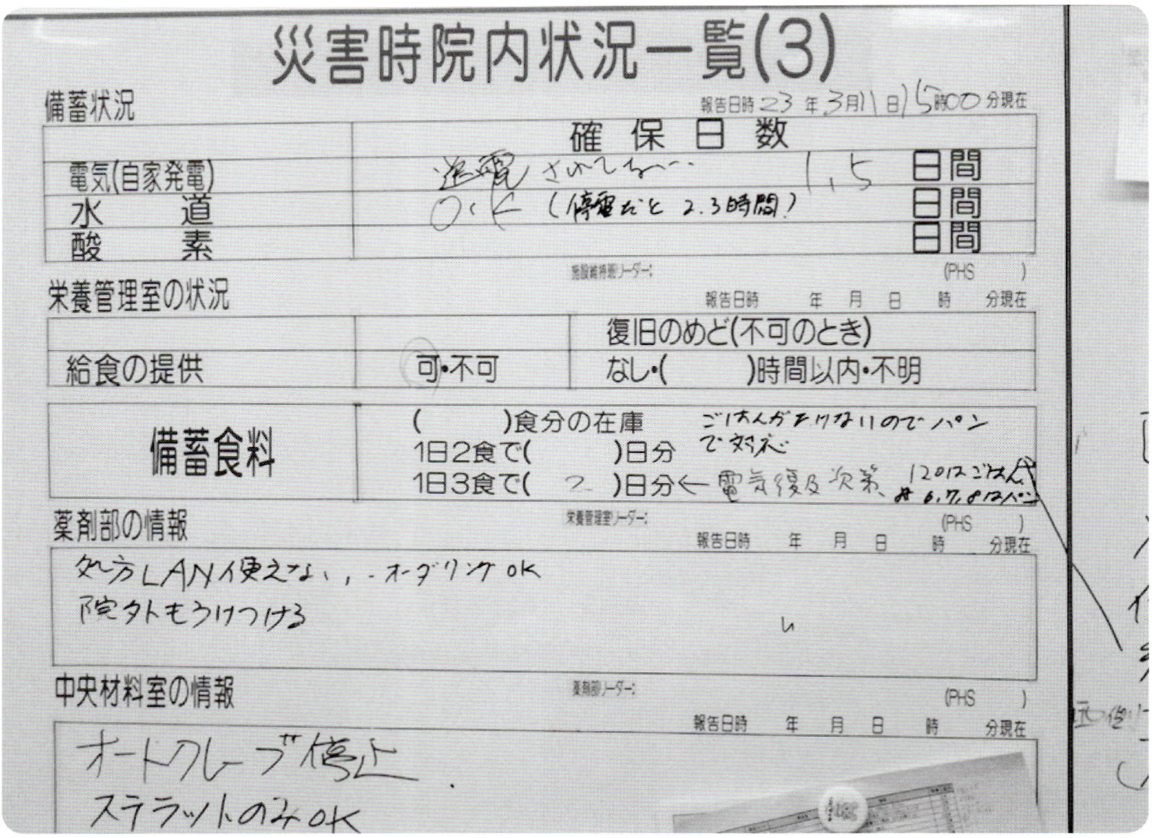

写真2 災害対策本部のホワイトボード

と推定。津波第一波（岩手）は到達している模様で、太平洋沿岸に大津波警報（3m以上の津波）発令。津波の第一波は、14時46分、大船渡で20cm。1時間後3～4mの津波と放送していました。

しかし、実際は10mを越える大津波が襲来し、甚大な被害を与えました。岩手県立中央病院大震災への対応として以下の4段階に分けて述べたいと思います。

第1段階／入院患者および職員の安全確保と緊急のトリアージ・救急体制の確立

当院建物の被災状況は一部のトイレや休憩室の壁にひび割れ、一部の病棟通路の天井落下など軽微でした（写真2）。ライフラインに関しては、停電にて自家発電稼働となり、重油残量は1.5日が限度、水道は異常ないが、自家発電がなくなると屋上に水を上げることが不能となる。院内PHS、固定電話は異常ないが、外部との連絡は制限、とくに携帯電話は繋がらず、エレベーターは全基停止。復旧見込みなしでした（エレベーターは17時非常用1基のみ使用可となる）。

入院、外来患者ともに負傷者はなく、空床数は70床、CTは1台使用可能、人工呼吸器・人工透析装置使用は可、液体酸素は週2回の補充が完了したばかりでしたので4日間の使用に耐える状況でした。入院患者さんに対する給食の提供は2日間の備蓄があり、手術室は全室使用可能でしたが、滅菌・消毒機器の多くが使用不可能、災害関連・緊急手術のみの対応とし、進行中の手術4件はそのまま継続し無事終了しましたが、予定手術5件は中止することにしました。

トリアージポイントと診療スペースを示します（図1）。

病院案内

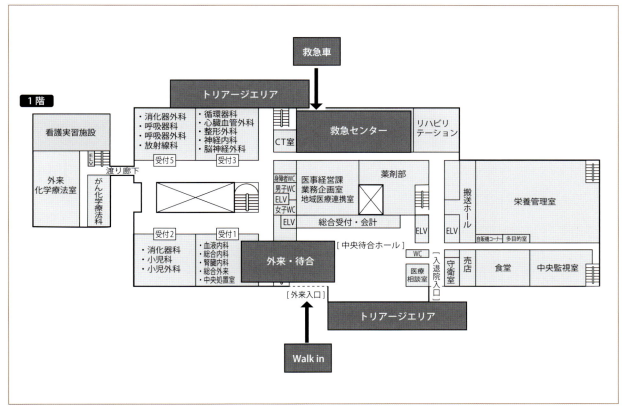

図1 災害対応／トリアージエリアと診療スペース

　救急車が入るエリア（黄色、赤色タッグ）とwalkin（緑タッグ）の患者の入り口を別にし、それぞれのエリアでトリアージを行いました。「図2」に診療エリアの医師数を示します。

　11日〜13日までは携帯が繋がらないため全科泊り込みとしました。14日（月）からは、日中の緑タッグのエリアを廃止し、救急室対応としましたが、さほどの患者数はありませんでした。図3に震災による緊急患者受入状況を示しますが、発災2週間で、入院計101人、外来計92人、震災関連手術件数は12件（整形8、産婦2、消外1、眼科1）でした。

　今回の震災の特徴は、初期救急医療の時期が極めて短かったことが阪神淡路大震災と大きく異なる点です。岩手県内死者4555人、行方不明者2419人、負傷者186人（6月21日現在）と負傷者の数が少なく、死者（行方不明者）の数に比べ、負傷者の数が極端に少ないのが津波

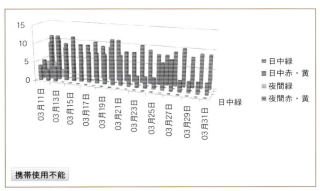

図2 災害対応／診療エリア医師数

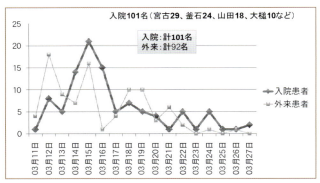

図3 震災による緊急患者受入状況

災害の特徴といえます。震災死者の92.5%は水死だったという報告からも、死者の約8割が住宅の倒壊や家具の転倒による窒息死・圧死だった阪神大震災と異なり、ほとんどの犠牲者が津波のため命を落とした被害の状況が明白です。

第2段階／病院機能の復旧と三陸沿岸医療機関への支援およびトリアージ・救急体制の継続（DMAT、検案医派遣）

	11	12	13	14	15	16	17	18	19	20	21	22	23	24	25	26	27	28
DMAT		ヘリ搭乗	SCU	宮古病院														
高田				4	2→		4→		4→		3→		3→		3→		3→	
宮古						1	6→		5→		3→		3→		3→		3→	
検案医						5	2	2	2			2	2			2	2	
	通信手段不良																	
						ガソリン不足												

図4　医療チームの派遣（医師数）

翌12日（土）14時30分、電気が復旧、病院機能は維持できました。重油不足は深刻でしたが、トリアージ・救急体制を継続しながら、被災の大きかった三陸沿岸医療機関への支援に精力を注ぎました（図4）。

DMATとして、12日午前6時、救援ヘリへの搭乗1人、StagingCareUnit（SCU）が花巻空港、矢巾消防学校に策定され、2チーム参入、13～15日は県立宮古病院に2チーム派遣しました。検案医は医師5人（16日）、医師2人（17、18、19、22、23、26、27、29、31、4月8、12）と計27人、医師を派遣しました。

第3段階／被災した三陸沿岸医療機関、避難所への長期的な支援強化

県立高田病院は大津波により病院機能は消失、米崎地区コミュニティセンターに移動し、他県の医療支援チームとともに診療開始していました。この米崎に14日（月）、私を含め4人の医師を派遣、以後3～4人の医師、3人の看護師を3日ずつ交代で、5月連休明けまで継続派遣しました。県立宮古病院は病院機能は存続されましたので、3～6人の医師、2～3人の看護師、1人の事務職員を継続派遣、4月は1か月単位で医師2人と週2日間プラス1人の医師を派遣し、災害拠点病院としての機能をサポートしました。高田地域に派遣した医師、看護師は、広田小学校、長部、老人保健施設などの避難所の巡回診療も高田病院のスタッフと一緒に行いました。また、薬剤師数人を大船渡病院に派遣しました。

津波により、多くの慢性疾患患者の薬（降圧剤、糖尿病、抗凝固剤など）、お薬手帳、診録などすべてが消失され、全く情報がないなかでの診療となりました。また、避難所の感染対策（肺炎、インフルエンザ、尿路感染、ノロウィルスなど）、肺動脈血栓塞栓症の予防などに気を配りました。心のケアも必要で、保健所のチームを中心に約50チームと多くの支援をいただきました。他県から多数のDMAT、医療支援チームの活動には頭の下がる思いです。

第4段階／今後の医療再生

　従来のような復興はむずかしく、21世紀型安全安心コミュニティの形成が必要と思います。津波が襲った海抜の低いところは国が買い上げ、緑地＋公共建造物とする。海岸の背後にある山を切り抜いて土地を造成し、住宅は高所に、漁のための納屋・物置は海岸近くに作る。高台に新たなコミュニティを建設することになると思います。町の再生がなければ医療の再生もありません。

　現在、震災で病院機能を失った、県立高田病院、県立大槌病院、県立山田病院がそれぞれ仮設診療所を建設、保険診療を開始しようとしています。必要なことは病院を集約、高機能を持たせ医師を手厚く配置、医療人材流出への対策、予算措置として医療機器再購入、スタッフ雇用への補助、融資の返済猶予期間の延長、債務の免除などが必要になると思います。

　当面の医師確保対策としては、各病院間での従来の診療応援体制の継続、医療支援の継続として、JMATをはじめ多くの学会、全国自治体病院、日本病院会をはじめ多くの団体からの医師派遣を望みたいと思います。被災地の復興はこれからが本番です。被災地への支援体制をさらに充実したものとしていきたいと思います。先生方におかれましても、岩手JMATその他のご支援、なにとぞよろしくお願いします。

（2011年6月24日寄稿）

関係論文

　野崎英二、高橋徹、宮入泰郎、三河茂喜、三上仁、宮手美治、中村明浩、望月泉：平時の病院間ネットワークの重要性―3.11病院間の患者搬送（肋骨支援）を成立させたもの―、全国自治体病院協議会雑誌、52（12）：20－23、2013

　Nakamura A, Satake H, Abe A, Kagaya Y, Kohzu K, Sato K, Nakajima S, Fukui S, Endo H, Takahashi T, Nozaki E, Tamaki K, Characteristics of heart failure associated with the Great East Japan Earthquake, J Cardiol, 62: 25-30, 2013

　Nakamura A, Nozaki E, Fukui S, Endo H, Takahashi T, Tamaki K, Increased risk of acute myocardial infarction after the Great East Japan Earthquake, Heart Vessels, 29:206-212, 2014

　Nozaki E, Nakamura A, Abe A, Kagaya Y, Kohzu K, Sato K, Nakajima S, Fukui S, Endo H, Takahashi T, Seki H, Tamaki K, Mochizuki I, Occurrence of cardiovascular events after the 2011 Great East Japan Earthquake and Tsunami disaster, Int Heart J, 54: 247-253, 2013

　村上晶彦、松本信、三浦真奈美、天野良彦、赤坂威一郎、大方英樹、高橋太郎、小原範之、城戸治、池端敦：大震災前後3年間の当院の救急受け入れ急性胆管炎、急性膵炎の検討、
　岩手県立病院医学会雑誌　55: 100-105, 2015

病院概要

1. 立地条件および診療圏

(1) 立地条件

当院は、北西側に岩手大学、盛岡第一高等学校、北側に杜陵高等学校、北東側に上田中学校などのある文教地区といわれる一画に位置し、形状は東西に約280m、南北に約119mのほぼ長方形の形をした約30,000㎡の広さをもっています。

最寄りのJR駅は、盛岡駅（東北新幹線・東北本線）があります。盛岡駅からタクシーで約10分、バス（県交通：松園行盛岡一高前下車徒歩5分と市内病院循環線）で約20分となります。

また、近くには桜の名所「高松の池」があり市民の憩いの場となっており、病室からは、雄大な岩手山が眺望でき比較的騒音も少なく、病院運営に適した環境に位置しています。

(2) 診療圏

四国4県に匹敵する広大な面積を有する岩手県は、20県立病院と6地域診療センターを運営する中で、当院は県営医療の中枢機関として、県都盛岡市をはじめ、県内33市町村はもとより、県外からも多数の患者が来院しています。

また、信頼される病院づくりを運営の基本とし、他の医療機関との機能分担と相互連携を図りながら診療にあたっています。

2. 当院の特色

診療体制の充実

チーム医療による6診療センター
消化器センター（消化器内科、消化器外科、内視鏡科）
循環器センター（循環器内科、心臓血管外科）
脳神経センター（神経内科、脳神経外科）
呼吸器センター（呼吸器内科、呼吸器外科）
腎センター（腎臓・リウマチ科、泌尿器科）
小児・周産期センター（小児科、小児外科、産婦人科）

救急医療体制
救急告示病院
二次救急輪番制病院
小児救急輪番制病院

患者サービスの充実

- ●かかりつけ医からのFAXによる診療予約制
- ●紹介状を持参した新患の優先診療や紹介状を持っている患者の電話予約受付
- ●再来患者の診療予約制および電話による診療予約日変更
- ●電子カルテシステム
- ●院外処方箋の発行（全科）
- ●受付、ナースステーション等のオープンカウンター方式
- ●病棟に患者食堂（面会室）を設置

- 適時適温給食
- 七夕コンサート・クリスマスコンサートの実施
- 庭園、散策路、BGM放送
- 敷地内全面禁煙
- 来院者用コインロッカー
- 投書に対する回答の院内掲示
- 患者に図書室を開放、患者に図書の貸出し、外来用図書（ひまわり文庫）、患者用図書室【ひまわり図書室～医療情報プラザ】の設置
- 小児科外来待合室に本の読み聞かせコーナー設置（ボランティア・ひまわり）
- 患者用クリティカルパス
- ホームページの設置、外来紹介ポスターの掲示
- 院内での携帯電話の使用（ICU等禁止区域あり）
- 現金自動支払機の設置、クレジットカードによる医療費の支払い
- 診断書受付コーナー設置
- 患者用Wi-Fiの提供

3. 歴代院長

敷 波 義 雄 （昭和 8 年 3 月～昭和 20 年 3 月）

猪 狩 正 雄 （昭和 20 年 4 月～昭和 22 年 4 月）

楠　　 信 雄 （昭和 22 年 4 月～昭和 26 年 3 月）

敷 波 義 雄 （昭和 26 年 4 月～昭和 34 年 6 月）

若 林 衛 夫 （昭和 34 年 6 月～昭和 35 年 3 月院長心得）

桂　　 重 鴻 （昭和 35 年 4 月～昭和 40 年 6 月）

桂　　 重 次 （昭和 40 年 7 月～昭和 45 年 7 月）

金 子 保 彦 （昭和 45 年 7 月～平成 元年 3 月）

小山田　 恵 （平成 元年 4 月～平成 8 年 3 月）

渡 邉 登志男 （平成 8 年 4 月～平成 12 年 3 月）

樋 口　 紘 （平成 12 年 4 月～平成 18 年 3 月）

佐々木　 崇 （平成 18 年 4 月～平成 24 年 3 月）

望 月　 泉 （平成 24 年 4 月～現在）

沿革

年月	出来事
昭和8年5月	明治23年開業以来40有余年の歴史のある私立病院の経営委譲を受け、有限責任購買販売利用組合盛岡病院として発足
昭和25年11月	岩手県立盛岡病院として県に移管改称、岩手県医療局発足
昭和35年4月	岩手県立中央病院に改称。地方公営企業法全部適用
昭和44年4月	成人病センター併設
昭和46年4月	臨床研修病院に指定。死亡例検討会(全科・全症例)
昭和56年4月	全国がん(成人病)センター協議会加盟
昭和62年3月	新築移転(一般685床、結核45床、計730床)
平成2年12月	地域医療部 ⇒ 地域医療連携室発足
平成11年2月	病院機能評価(一般病院種別B)認定。三菱総研審査
平成12年10月	病院ボランティア「ひまわり」活動開始
平成13年11月	急性期病院加算算定。PHS導入
平成15年12月	地域がん診療拠点病院指定
平成16年1月	院内全面禁煙(平成19年敷地内全面禁煙)
平成16年7月	携帯電話(全面)解禁。図書室を患者に開放
平成17年4月	セカンドオピニオン外来開設
平成18年6月	DPC対象病院
平成19年7月	地域医療支援病院取得
平成20年6月	結核病棟(45床)廃止(一般685床)
平成20年7月	7:1入院基本料。入院時医学管理加算
平成19〜22年	改修・改築・新築工事(PET-CT、リニアック室、増築棟竣工、救急室拡張、ER病棟改築、手術室増築10→12室)
平成22〜23年	電子カルテ、PACS導入
平成23年3月	東日本大震災発災。被災地への医療支援継続
平成24年4月	DPC Ⅱ群病院。プロジェクトチーム(8チーム)。心臓カテーテル日帰り検査開始
平成25年6月	第15回日本医療マネジメント学会主催
平成25年7月	へき地医療拠点病院指定
平成26年3月	病院機能評価機構の更新認定(一般病院2 Ver1.0)
平成26年12月	院内Wi-Fiサービス開始
平成28年2月	トイレ改修工事竣工

病院案内

病院組織図 （平成28年4月1日現在）

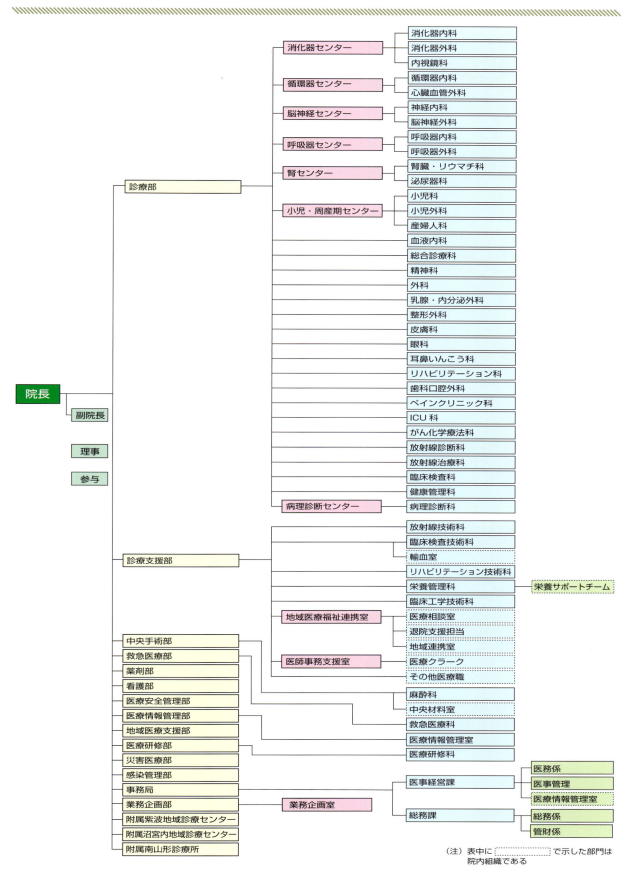

主な認定施設等

日本医療機能評価機構認定病院	日本病理学会病理専門医制度規程日本病理学会研修認定施設A
日本医療機能評価機構救急医療機能認定病院	日本不整脈学会・日本心電学会認定不整脈専門医研修施設
ステントグラフト実施施設（胸部大動脈瘤ステントグラフト実施基準による）	日本麻酔科学会麻酔科認定病院
ステントグラフト実施施設（腹部大動脈瘤ステントグラフト実施基準による）	日本リウマチ学会教育施設
肝炎治療指定医療機関（岩手県）	日本放射線腫瘍学会認定施設（準認定施設）
歯科臨床研修施設（複合研修方式による従たる施設）	日本脈管学会認定研修関連施設
心臓血管外科専門医認定機構規則規定基幹施設（三学会構成心臓血管外科専門医認定機構）	日本臨床検査医学会臨床検査専門医制度規定認定研修施設
心臓血管麻酔専門医認定施設（日本心臓血管麻酔学会）	日本臨床細胞学会施設認定規定施設
地域がん診療連携拠点病院	日本臨床腫瘍学会認定研修施設
内分泌・甲状腺外科専門医制度認定施設	発達障がい児専門医療機関
日本IVR学会（インターベンショナルラジオロジー）専門医修練認定施設	母体保護法指定施設
日本がん治療認定医機構認定研修施設	臨床研修施設（歯科医師法）
日本医療薬学会がん専門薬剤師研修施設	臨床研修病院（医師法）
日本外科学会外科専門医制度修練施設	臨床修練指定病院（外国医師又は外国歯科医師が行なう臨床修練）
日本肝胆膵外科学会高度技能医修練施設A	NPO法人卒後臨床研修評価機構認定施設
日本眼科学会専門医制度研修施設	JCOG参加施設
日本血液学会認定血液研修施設	日本胆道学会認定指導医制度指導施設
日本医学放射線学会放射線科専門医総合修練機関	日本泌尿器科学会専門医教育施設
呼吸器外科専門医制度規則基幹施設	救急科専門医指定施設（日本救急医学会）
日本栄養療法推進協議会NST稼働施設	日本プライマリ・ケア学会認定医研修施設
日本産科婦人科学会専門医制度専攻医指導施設	日本医療薬学会認定薬剤師制度研修施設
日本腎臓学会研修施設	日本肝臓学会認定施設
日本高血圧学会専門医認定施設	日本気管支学会認定医制度規則認定施設
日本循環器学会認定循環器専門医研修施設	日本胸部外科学会認定医認定制度指定施設
日本小児科学会小児科専門医制度小児科専門医研修施設	日本呼吸器外科学会指導医制度認定
日本消化器外科学会専門医制度規則専門医修練施設	日本呼吸器学会認定施設
日本消化器内視鏡学会専門医制度規則指導施設	日本呼吸器内視鏡学会専門医制度規則認定施設
日本消化器病学会専門医制度認定施設	日本口腔外科学会専門医制度研修施設
日本心血管インターベンション治療学会研修施設	日本耳鼻咽喉科学会専門医研修施設
日本神経学会専門医制度教育施設	日本小児外科学会専門医制度教育関連施設
日本整形外科学会専門医制度規則研修施設	日本心血管インターベンション学会認定研修施設
日本静脈経腸栄養学会NST稼働施設	日本透析医学会専門医制度岩手医科大学附属病院教育関連施設
日本静脈経腸栄養学会栄養サポートチーム専門療法士認定規則実地修練認定教育施設	日本病院薬剤師会がん薬物療法認定薬剤師研修事業研修施設
日本ペインクリニック学会認定医指定研修施設	体外設置型補助人工心臓認定施設
日本人間ドック学会及び日本病院会規定優良二日ドック施設	日本脳神経外科学会専門医研修プログラム研修施設
日本糖尿病学会認定教育施設	日本脳神経血管内治療学会認定研修施設
日本透析医学会専門医制度認定施設	日本脳卒中学会認定研修教育病院
日本内科学会認定医制度教育病院	日本乳癌オンコプラスティックサージャーリー学会エキスパンダー実施施設
日本乳癌学会認定医・専門医制度規則認定施設	日本内分泌外科学会・日本甲状腺外科学会専門医制度認定施設
日本皮膚科学会認定専門医研修施設	日本周産期・新生児学会医学会母体胎児認定施設
日本病院会優良短期人間ドック施設	下肢静脈瘤に対する血管内焼灼術実施施設

外来診療の流れ

■初めて受診される方へ

初診受付時間は、平日の午前8時30分から午前11時までです。受診の際には、待合ホールに備え付けの「診療申込書」に必要事項をご記入の上、「健康保険証」と「紹介状」（診療情報提供書）を総合受付にお出しください。

各診療科の外来スケジュールをご確認の上、受診してください。

■紹介状持参のお願い

当院は、地域の医療機関との連携を図っております。他の医療機関などからの紹介状（診療情報提供書）をご持参くださるようお願いいたします。

紹介状を持参されずに初めて受診された場合は、「緊急その他やむを得ない場合」などを除き「初診」に係る費用として［医科：5,400円（税込）、歯科：3,240円（税込）］を自己負担していただきます。

なお、紹介状持参の患者さんは優先して診察いたします。わからないことがありましたらご遠慮なく受付担当にお尋ねください。

■再診受診の方

【予約されている方】
- **再来受付機**で受付をします（稼働開始時間　午前7時45分から）。
- **診察券**を挿入しますと、予約されている科が表示されます。診療科名を確認してください。受付が完了したらプリンタから「**患者案内票**」が出力されます。
- 診察前に検査がある方は「**患者案内票**」の受診前検査欄に検査場所が表示されますので、直接その検査の窓口へいらしてください。
- その他の方は各外来受付へ「**患者案内票**」と「**診察券**」をクリアファイルに入れてご提出ください。

【予約されていない方】
- 予約患者の人数や診察状況などにより受診までに時間がかかる場合や受診できない場合がございますので、ご了承ください。なお、紹介状をお持ちの方、当院の医師からの受診指示を受けているなどについては、総合受付または、各外来受付でその旨お申し出ください。
- 受付時間は、午前8時30分～午前11時までです。
- 予約の変更は各外来へお電話でお話しください。
- 岩手県立中央病院　019-653-1151（代表）

他の医療機関等へ紹介後に、紹介状を持参せずに当院を受診された場合は、「緊急その他やむを得ない場合」などを除き、再診時の特別料金として［医科:2,700円（税込）、歯科:1,620円（税込）］を自己負担していただきます。

■保険証確認のお願い

定期的に受診されている方は、月の最初の受診時に外来受付に「健康保険証」を提示するようお願いします。

■診察が終わりましたら

外来受付より、薬の処方箋、次回の予約がある方は「診療予約券」をお渡しいたします。

■お支払いについて

総合受付の前に「自動精算機」がございますのでご利用ください。入院費のお支払や、当日分以外のお支払は「自動精算機」が利用できませんので会計窓口でお支払ください。

○「自動精算機」のご利用時間　平日：午前9時～午後4時まで

セカンドオピニオン外来・退院調整のご案内

■セカンドオピニオンについて

　セカンドオピニオンは、当院以外の医療機関に入院、通院をされている患者さんを対象としています。当院以外の医療機関の診断内容や治療法に関して当院の各診療科長や経験豊かな専門医師が助言を行い、患者さんご自身の治療決定に際してのご参考にしていただくことを目的としています。

　セカンドオピニオン外来の診察は原則1回限りであり、セカンドオピニオン外来としては、新たな検査、治療は行いません。

　受診の際には、患者さんの主治医からの診療情報提供書（紹介状）が必要になります。

　最初から当院での検査、治療をご希望の場合はセカンドオピニオンの対象にはなりませんので、一般外来を受診願います。

受診方法について
1. 完全予約制のため、事前にFAX申込が必要です。
2. 受付時間　月曜日～金曜日（休日は除く）9時～17時
3. 電話番号　019-653-1151
   地域医療福祉連携室（内線：2191、2192）
4. 担当者が診察日時を調整しお知らせいたします。診察日時は、各診療科により異なります。
5. 受診日に、保険証および診療情報提供書（紹介状）等の必要資料を持参の上、直接診察を受ける診療科の診察受付に来院してください。

費用
相談時間30分まで 10,800円
その後15分まで毎に 5,400円
※お問合せや予約には料金はかかりません。

（全額自費となります。健康保険は適用されません）

お受けできないセカンドオピニオン例
- 相談内容が当院の専門外である場合
- 最初から転院を希望されている場合
- 主治医に対する不満、医療過誤、裁判係争中に関する相談
- 死亡した患者さんを対象とする場合
- 主治医が了解していない場合
- 相談に必要な資料をお持ちでない場合
- 予約外の場合

※相談内容によっては、予約後でもお断りする場合もございますのでご了承ください。

■退院支援について

　地域医療福祉連携室に所属する、地域連携コーディネーター（看護師）が主に次のような案件に対応いたします。
1. 入院が長期化する可能性のある患者さんに対し、早期からご相談対応いたします。
2. 患者さんやご家族が安心して退院できるよう調整いたします。
   - 退院先の環境や生活に合わせた具体的な療養指導および社会資源の紹介をいたします。
   - 病院内外の他職種と連携して支援体制を整えます。
3. 急性期、リハビリテーション、療養型など特徴を持つ病院の機能に合わせて適切にご紹介いたします。

■医療相談室について

　病気になると思いもしなかった心配事が起こってきます。そのようなとき、患者さんや家族の方々の相談に応じる医療ソーシャルワーカーがおります。

〈主な相談内容〉
- 医療費や生活費など経済的なこと　　・退院後の生活や在宅療養に関すること
- 福祉サービス（介護保険、障がい者、児童福祉など）の利用に関すること　・療養中の不安や心配なこと

　患者さんや家族の方々が安心して療養できるようにさまざまな相談をお受けしておりますので、一人で悩まずに気軽にご相談ください。相談は無料で、内容については秘密を守ります。

地域医療福祉連携室のご案内

地域医療福祉連携室は各医療機関と中央病院をつなぐ窓口です

当院は2007（平成19）年7月に地域医療支援病院の認定を受けております。

病院――かかりつけ医の病診連携と機能分担「2人の主治医」を推進し、地域の先生方と当院との連携を深め、個々の患者さんに対して継続した質の高い医療を提供する窓口として「地域医療福祉連携室」を設けております。

双方向のコミュニケーションの推進、紹介患者さんの受入、特殊検査の受託などを円滑に対応いたします。お気軽に「地域医療福祉連携室」をご利用ください。

○紹介患者さんの診療予約受付
○診療結果のご報告
○退院後の治療方針のご相談
○セカンドオピニオン受付
○地域連携パス利用の推進
○公開講座等による最新医療情報のご提供
○連携室だよりの発行

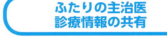
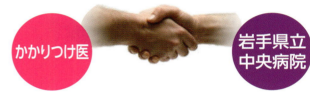

■患者さんをご紹介いただくときの手順

当院は紹介状をお持ちの患者さんを優先して診察をしております。予めFAXでご紹介をいただき予約をお取りいただきますと、事前にカルテを作成しておきますので、来院後の手続き・待ち時間も少なく、お勧めいたします。

緊急受診が必要な場合や診療のご相談は各診療科医師にお電話ください。

1. 「**診療申込書（紹介患者用）**」を記載してFAXで送信してください。
2. FAX受診後、受診日時を確認の上、折り返し10分ほどで診療予定日をご連絡いたします。
　　　――「**ご紹介確認書**」
3. また、患者さん用の「**来院のご案内**」を添付いたしますので患者さんへお渡しください。
　　　――「**来院のご案内**」
4. 予約申込後、受診日までで結構ですので診療情報提供書をFAXまたは郵送でお送りください。
5. 受診当日、患者さんは直接、診療科外来受付へお越しください。

各受診科の受付に紹介状・保険証等・「来院のご案内」を提示いただければ受付ができます。

- 診察日は担当の医師等をご指定いただいた場合は、極力ご希望通りにいたしますが、下記の場合などは、ご希望に添えないことがあります。その際には予約日の変更をお願いいたしますので、ご理解ご協力のほどお願いいたします。

☆学会・その他で担当医師不在、休診の場合は同じ診療科の別の医師
☆予約が混み合っている場合

- 受診希望日・担当医師希望の記載がない場合は、申込日より最短の予約可能日でお取りいたします。
- 当日受診の際は受診希望日欄に当日の日付をご記入ください。外来受付は午前11時までとなります。
- 緊急時は必ず該当診療科の医師へ電話連絡をお願いいたします。
　連絡後、「**診療申込書**」をFAXで送信してください。
- CT、MRI、PET-CTの予約の際は、検査部位を必ずご記入ください。

- PET-CT検査の予約の際は、「**診療申込書（紹介患者用）**」に「**FDG-PET検査依頼書**」を添えてFAXを送信してください。
- 精神科、女性外来の予約は電話のみの受付となります。
  受付時間　平日　13：00～14：00
  ご連絡先　019-653-1151（代表）から内線2256または精神科外来と電話交換手にお伝えください。

■24時間、365日対応の診療予約

　夜間・休日等は、当直者・日直者が対応をいたします。当日お返事ができない案件は、平日に連携室の担当よりご連絡等対応させていただきます。

■ご紹介いただいた後の当連携室の対応について

　連携室はご紹介いただいた患者さんの報告書が提出されたかをチェックし、確実に報告書を提出いたします。

■連携室からのお知らせとお願い

- 「**紹介患者予約用　外来担当医表**」をご確認の上FAXをお願いします。「**紹介患者予約用　外来担当医表**」、「**医師の出張などに伴う不在情報**」は当院ホームページ、地域医療福祉連携室のページにて随時更新をしております。
- 「**診療申込書（紹介患者用）**」につきましては、年に一度郵送しております。
  紹介元名、返信先FAX番号の記載がない場合、お返事が遅くなってしまうことがあります。棚判等でかまいませんので必ず記載をしていただき、コピー対応をしていただきますようお願いいたします。万一、不足になったときは再度郵送いたしますのでご連絡ください。なお、当院ホームページ、地域医療福祉連携室のページよりダウンロードも可能です。

　　　　　岩手県立中央病院　　検索
　　　　　http://www.chuo-hp.jp/

- お返事は10分以内にご連絡をすることを心掛けておりますが、診察状況などにより返信に時間がかかる場合があります。また、がん化学療法科・放射線科の予約につきましては担当医との調整がありますのでお返事が翌日以降になる場合があります。

受付時間と連絡先

外来受付時間　　平日　午前8時30分～午前11時
連　絡　先　　　TEL：　019-653-1151（代表）・内線2191
　　　　　　　　　　　　019-622-9996（直通）
　　　　　　　　FAX：　019-654-5052

病院案内・アクセス

開設者	岩手県知事　達増 拓也
院長	望月　泉
診療科	血液内科、総合診療科、腎臓・リウマチ科、がん化学療法科、神経内科、精神科、呼吸器内科、消化器内科・内視鏡科、循環器内科、小児科、乳腺・内分泌外科、外科・消化器外科、整形外科、脳神経外科、呼吸器外科、心臓血管外科、小児外科、皮膚科、泌尿器科、産婦人科、眼科、耳鼻いんこう科、リハビリテーション科、放射線科（診断科・治療科）、歯科口腔外科、麻酔科、ペインクリニック科、病理診断科
許可病床数	一般　685 床

案内図

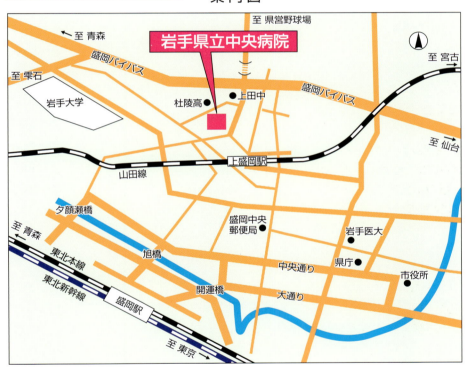

■ 交通
JR 盛岡駅下車（東北本線、東北新幹線）
JR 上盛岡駅下車（山田線）
IGR いわて銀河鉄道盛岡駅下車

バス（岩手県交通）
　盛岡駅→松園行一高前下車徒歩 5 分
　病院回り線中央病院前下車徒歩 1 分

タクシー
　盛岡駅より約 10 分
　バスセンターより約 15 分

■ 所在地
〒020-0066　岩手県盛岡市上田1丁目4番1号
TEL：019-653-1151（代表）
FAX：019-653-2528（代表）
岩手県立中央病院ホームページアドレス
　　http://www.chuo-hp.jp/

病院案内

施設案内図

西病棟		東病棟	階
機械 / エレベーター機械 / 機械		機械	10F
リハビリテーション技術科 すこやかルーム（人間ドック） 人工透析、健康管理室		9階病棟	9F
8階西病棟		8階東病棟	8F
7階西病棟		7階東病棟	7F
6階西病棟		6階東病棟	6F
5階西病棟	エレベーター	5階東病棟	5F
大ホール ／ 4階西病棟		4階東病棟	4F
医局・研修医室／業務企画室・クラーク室／医療安全管理室・感染対策室・認定看護室 ｜ センター長室 ｜ 診療情報管理室 ｜ 医療情報管理室 ｜ 部長室 ｜ 副院長室 ｜ 院長室 ｜ 看護事務室 ｜ ER・HCU	ICU	中央手術部	3F
外来診療科 ｜ 外来診療科 臨床検査科 ｜ 臨床検査科 ｜ 病理診断センター ｜ 総務課 ｜ 内視鏡室	輸血室	中央材料室	2F
がん化学療法室 ｜ 外来診療科 中央処置室 ｜ 救急センター／外来入口 ｜ 医事経営課 地域医療福祉連携室 医療相談室 ｜ 薬剤部	入退院入口 ｜ 売店・食堂 ｜ 栄養管理室 ｜ 患者図書館 ｜ 中央監視室		1F
リニアックPETセンター ｜ 放射線技術科 ｜ 放射線技術科（診断、治療、核医学）	ATM ｜ 理容室美容室 ｜ ボイラー室 ｜ 安置室		BF

索引

症状、検査・診断方法、疾患名、治療方法やケアなどにかかわる語句を掲載しています
(読者の皆さんに役立つと思われる箇所に限定しています)。

あ
- アスペルガー症候群 ……………… 83

い
- 医科と歯科の連携 ………………… 34
- 胃がん ……………………………… 24
- 医師の地域偏在 …………………… 11
- 医師不足 …………………………… 10
- 痛くない局所麻酔 ……………… 102
- 医療機器 ………………………… 117
- 医療研修部 ………………………… 14
- 医療用麻薬 ………………… 50, 115
- イレウス管 ………………………… 35
- インターフェロン治療 …………… 37

う
- 運動 ………………………………… 55
- 運動器疾患リハビリテーション … 113

え
- 栄養バランス ……………………… 61
- 炎症性腸疾患 ……………………… 36

お
- 親知らずの腫れや痛み ………… 102

か
- 潰瘍性大腸炎 ……………………… 36
- 拡大手術 …………………………… 25
- 拡大内視鏡 ………………………… 24
- 喀痰細胞診 ………………………… 38
- 拡張型心筋症 ……………………… 73
- 括約筋間直腸切除術(ISR) ……… 27
- カテーテルアブレーション治療 … 68
- 下部緊急内視鏡 …………………… 20
- 下部消化管ステント ……………… 35
- がん看護専門外来 ……………… 106
- がん関連の専門・認定看護師 … 108
- 肝硬変 ………………………… 28, 37
- 看護専門外来 …………………… 106
- 看護提供システム ……………… 105
- 肝細胞がん ………………………… 28
- 患者受持ち制 …………………… 105
- 感染管理認定看護師 …………… 108
- がん専門薬剤師 ………… 44, 114
- がん治療支援チーム ……………… 51
- 冠動脈 ………………… 19, 71, 112
- 冠動脈カテーテル治療 …………… 68
- 冠動脈バイパス手術 ……………… 76
- がんの痛み ………………………… 50
- がんのリハビリテーション …… 113
- 漢方薬 …………………………… 115
- がん免疫療法 ……………………… 41
- がん薬物療法認定薬剤師 ……… 114
- 緩和ケア …………………… 35, 50
- 緩和ケアチーム ………… 50, 51

き
- 気管支鏡検査 ……………………… 38
- 起床後第2尿法 …………………… 59
- 喫煙 ………………………………… 55
- 逆行性膵胆管造影(ERCP) ……… 32
- 救急車 ……………………………… 12
- 救急センター ……………………… 12
- 救急認定看護師 …………………… 12
- 急性心筋梗塞 …………… 12, 18, 71
- 急性大動脈解離 …………………… 75
- 胸腔鏡 ………………………… 23, 39
- 狭心症 ……………………………… 68
- 極小切開手術 ……………………… 95
- 緊急胆膵内視鏡 …………………… 20
- 緊急内視鏡検査・治療 …………… 20

く
- くも膜下出血 ……………………… 64
- クローン病 ………………………… 36

け
- 経食道エコー ……………………… 88
- 頸動脈狭窄症 ……………………… 64
- 経皮的冠動脈形成術 ……………… 19
- 経皮的心肺補助(PCPS) ………… 72
- 経皮的肺生検 ……………………… 38
- 外科治療(手術) ………………… 25
- 劇症型心筋炎 ……………………… 72
- 血液透析 …………………………… 78
- 血管炎症候群 ……………………… 79
- 月経困難症 ………………………… 84
- 血栓 ………………………………… 18
- 血栓回収療法 ……………………… 18
- 健康寿命 …………………………… 55
- 健康食品 …………………………… 61
- 検査説明 ………………………… 110

こ
- 口腔機能管理 ……………………… 34
- 高血圧 ……………………………… 58
- 膠原病 ……………………………… 78
- 好酸球性副鼻腔炎 …………… 96, 97
- 甲状腺がん ………………………… 45
- 高精度放射線治療 ………………… 49
- 抗TNFα抗体製剤 ………………… 36
- 更年期 ……………………………… 85
- 更年期障害 ………………………… 84
- 硬膜外麻酔 ………………………… 88
- コーチング ………………………… 15
- 呼吸器疾患リハビリテーション … 113
- 骨粗しょう症 …………… 92, 103
- 骨密度測定 ……………………… 112
- 個別化治療 ………………………… 40

さ
- 細胞診 ……………………………… 52
- 殺細胞性抗がん剤 ………………… 41
- 産業革命 …………………………… 55
- 参考値 …………………………… 110
- サンゴ状結石 ……………………… 81
- 三大成人病 ………………………… 55

し
- 子宮下垂 …………………………… 85
- 子宮筋腫 …………………………… 84
- 子宮筋腫核出術 …………………… 84
- 子宮頸がん ………………………… 84
- 子宮頸部円錐切除術 ……………… 84

子宮脱	85
子宮内膜症	85
思春期	84
歯性上顎洞炎	96
自閉症	82
重症病棟	90
術後性頬部嚢胞	96
術中迅速診断	52
循環器センター	12
生涯の健康管理	111
消化器センター	34
硝子体手術	94
小児看護専門外来	107
小児外科	86
小児専門看護師	108
消費エネルギー	60
上皮内がん	84
上部緊急内視鏡	20
情報化	111
食塩摂取量	58
食事	55, 61
食生活指針	61
腎がん	80
心筋梗塞	68, 77
神経内視鏡技術認定医	65
人工肛門	27
人工呼吸器	91
人工心臓治療	69
心室中隔穿孔	77
心臓移植	72
心臓カテーテル治療	71
心臓発作	18
心臓リハビリテーション	19
心大血管疾患リハビリテーション	113
心肺蘇生法	19
心肺停止	12
心破裂	77

す

膵消化酵素補充薬	33
膵全摘	33
膵臓	32
膵臓がん	32
膵臓がんの危険因子	32
膵体尾部切除	33
膵頭十二指腸切除	33
ステントグラフト	74
ステント留置術	64
ストーマ・スキンケア（創傷）看護専門外来	107

せ

生活習慣病	55, 61
生活の質	35
成人病	55
生命維持管理装置	91, 117
脊髄くも膜下麻酔	88
摂取エネルギー	60
摂食機能療法	113
腺がん	38
全身麻酔	88
専門看護師	104
専門・認定看護師	108
前立腺がん	80

そ

造影剤	112
早期胃がん	24
早期食道がん	22
僧帽弁乳頭筋断裂	77
組織型	40
組織診断	52

た

体外衝撃波破砕術	80
体幹部定位照射	49
大腸悪性腫瘍	35
大動脈瘤	74

ち

地域医療研修	14
地域医療支援	10
チーム医療	13, 15
智歯周囲炎	102
虫垂切除術	86
超音波検査	44
超音波内視鏡下穿刺吸引生検法（EUS-FNA）	32
超音波内視鏡検査（EUS）	32
腸閉塞	35
直腸指診	87

て

定位放射線治療	49
低侵襲手術	92
データベース（DB）	111
電子カルテ	111

と

頭蓋底手術	65
頭蓋内血腫除去手術	65
透析	91
糖尿病	98
糖尿病性壊疽	99
糖尿病療養支援外来	107
動脈塞栓（TAE）	28
動脈瘤	112
ドクタージェネラル（総合診療医）	12
特定行為（医師の指示の下、医療行為を実施）を行う看護師	104
特発性心筋症	68
トリアージ	12

な

内胸動脈	76
内視鏡下鼻副鼻腔手術	96
内視鏡治療	24
内視鏡的胃粘膜下層剥離術（胃ESD）	24
内視鏡的粘膜下層剥離術（食道がんESD）	22
内視鏡的粘膜下層剥離術（大腸がんESD）	26
内視鏡的粘膜切除術（食道がんEMR）	22
内視鏡的粘膜切除術（大腸がんEMR）	26

索引

に
- 二次性心筋症 ……………………… 68
- 乳がん ………………………………… 44
- 乳がん看護専門外来 …………… 106
- 乳がん看護認定看護師 …………… 44
- 乳房再建 ……………………………… 44
- 尿路結石症 …………………………… 80
- 認定看護師 ………………………… 104

ね
- ネフローゼ症候群 ………………… 79
- 粘膜の治癒 …………………………… 36

の
- 脳血管疾患リハビリテーション … 113
- 脳血管内治療 ………………… 18, 64
- 脳梗塞 ………………………… 18, 66, 112
- 脳神経センター …………………… 12
- 脳卒中 ………………………………… 12, 66
- 脳動脈瘤 ……………………………… 64

は
- 肺がん ………………………………… 38
- 肺がんの分類 ……………………… 40
- 肺機能温存手術 …………………… 39
- 排尿障害 ……………………………… 80
- 廃用症候群リハビリテーション … 113
- 白内障手術 ………………………… 94
- 跛行 …………………………………… 70
- 発達障害 ……………………………… 82
- 鼻茸 …………………………………… 96
- 鼻ポリープ ………………………… 96
- 腫れない痛くない抜歯術 ……… 102

ひ
- 非結核性抗酸菌 …………………… 42
- 非小細胞肺がん …………………… 38
- 肥大型心筋症拡張相 …………… 73
- 皮膚掻痒症 ………………………… 98
- 皮膚・排泄ケア認定看護師 …… 108
- 病理診断 ……………………………… 52
- ピロリ菌 ……………………………… 24

ふ
- 腹腔鏡下肝切除 …………………… 29
- 腹腔鏡下虫垂切除術 …………… 86
- 腹腔鏡手術 ……………… 25, 27, 29
- 副鼻腔真菌症 ……………………… 96
- 腹部大動脈瘤 ……………………… 74
- 腹膜透析 ……………………………… 78
- 分子標的治療 ……………………… 41

へ
- 平均寿命 ……………………………… 55
- 閉塞性動脈硬化症 ………………… 70
- ペースメーカー ………………… 117
- へき地医療拠点病院 ……………… 11
- 臍 ……………………………………… 86
- 扁平上皮がん ……………………… 38
- 弁膜症 ………………………………… 68

ほ
- 蜂窩織炎 ……………………………… 98
- 膀胱がん ……………………………… 80
- 放射線化学療法 ……………… 22, 23
- 放射線治療 ………………… 48, 112
- 放射線被曝 ………………………… 112
- 蜂巣炎 ………………………………… 98
- 補助人工心臓 ……………………… 72

ま
- 麻酔科医 ……………………………… 88
- 慢性肝炎 ……………………………… 37
- 慢性副鼻腔炎 ……………………… 96
- マンモグラフィ …………… 44, 112

も
- 盛岡市医師会二次救急対策委員会 - 13
- 盛岡保健医療圏 …………………… 12

や
- やけど ………………………………… 98

ゆ
- 優先診療 ……………………………… 12

ら
- ラジオ波焼灼療法（RFA） ……… 28
- 卵巣がん ……………………………… 84
- 卵巣嚢腫 ……………………………… 84

り
- リウマチ ……………………………… 78
- リニアック ………………………… 48
- 臨床研修制度 ……………………… 14
- 臨床工学技士（CE） ………… 89,117
- 臨床病期 ……………………………… 38

A
- ACT-FAST運動 …………………… 67
- ADHD（注意欠陥多動障害） …… 82

B
- B型肝炎 ……………………………… 28

C
- CE（臨床工学技士） ………… 89,117
- C型肝炎ウイルス ………………… 37
- C型肝炎 ……………………………… 28
- CT …………………………………… 112

F
- FAST ………………………………… 67

H
- High Care Unit ＜HCU＞ ……… 90

I
- ICU …………………………………… 13
- IgA 腎症 ……………………………… 78
- IMRT（強度変調放射線治療）… 49, 112
- Intensive Care Unit ＜ICU＞ …… 90

M
- MRI ………………………………… 112

O
- OPCAB（心拍動下冠動脈バイパス手術）… 77

P
- PET ………………………………… 112

R
- RI …………………………………… 112

S
- SRT（定位放射線治療） ……… 112

T
- t-PA静注療法 ……………………… 66

V
- VMAT（回転型IMRT） ………… 112

岩手県立中央病院

〒020-0066　岩手県盛岡市上田1丁目4番1号　TEL:019-653-1151（代表）
http://www.chuo-hp.jp/

■装幀／スタジオギブ
■本文DTP／岡本祥敬　御立ルミ（アルバデザイン）
■図版／岡本善弘（アルフォンス）
■本文イラスト／久保咲央里（デザインオフィス仔ざる貯金）
■編集協力／山田清美
■編集／西元俊典　橋口環　二井あゆみ　石濱圭太

県民に信頼される親切であたたかい病院
岩手県立中央病院

2016年6月20日　初版第1刷発行

編　著／岩手県立中央病院
発行者／出塚 太郎
発行所／株式会社 バリューメディカル
　　　　東京都港区芝 4-3-5 ファースト岡田ビル 5 階
　　　　〒108-0014
　　　　TEL　03-5441-7450
　　　　FAX　03-5441-7717
発売元／有限会社 南々社
　　　　広島市東区山根町 27-2　〒732-0048
　　　　TEL　082-261-8243

印刷製本所／大日本印刷株式会社
＊定価はカバーに表示してあります。

落丁・乱丁本は送料小社負担でお取り替えいたします。
バリューメディカル宛にお送りください。
本書の無断複写・複製・転載を禁じます。

Ⓒ Iwate Prefectural Central Hospital,2016,Printed in Japan
ISBN978-4-86489-052-6